苏州科技局民生科技—科技示范工程项目「小儿推拿贴敷技术在儿童「治未病」中的推广应用与示范」研究成果（项目编号：SS201713）

主编 刘殿玉 钱 凌

儿童中医体质辨识与调护

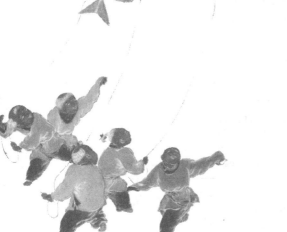

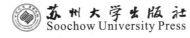

苏州大学出版社
Soochow University Press

图书在版编目（CIP）数据

儿童中医体质辨识与调护／刘殿玉，钱凌主编. —
苏州：苏州大学出版社，2020. 11
ISBN 978-7-5672-3386-7

Ⅰ. ①儿… Ⅱ. ①刘… ②钱… Ⅲ. ①中医儿科学–
体质学–研究 Ⅳ. ①R272

中国版本图书馆 CIP 数据核字（2020）第 212004 号

儿童中医体质辨识与调护
ERTONG ZHONGYI TIZHI BIANSHI YU TIAOHU

刘殿玉　钱　凌　主编

责任编辑　施小占
助理编辑　杨宇笛

苏州大学出版社出版发行
（地址：苏州市十梓街 1 号　邮编：215006）
镇江文苑制版印刷有限责任公司印装
（地址：镇江市黄山南路 18 号润州花园 6-1 号　邮编：212000）

开本 700 mm×1 000 mm　1/16　印张 14.25　字数 212 千
2020 年 11 月第 1 版　2020 年 11 月第 1 次印刷
ISBN 978-7-5672-3386-7　定价：40.00 元

若有印装错误，本社负责调换
苏州大学出版社营销部　电话：0512-67481020
苏州大学出版社网址　http://www.sudapress.com
苏州大学出版社邮箱　sdcbs@suda.edu.cn

《儿童中医体质辨识与调护》
编 写 组

主　　编　刘殿玉　钱　凌

副主编　陆　远　常　龙

编　　者（排序不分先后）

　　　　陈　承　常　龙　匡锡菲　刘殿玉

　　　　陆　远　倪　杰　钱　凌　任　靖

　　　　宋　平　唐叶枫　万　源　巢竹均

　　　　孙慧珍

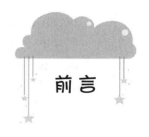

前言

　　中国近代思想家梁启超先生早年在《少年中国说》中曾提及："今日之责任，不在他人，而全在我少年。少年智则国智，少年富则国富，少年强则国强，少年独立则国独立，少年自由则国自由，少年进步则国进步，少年胜于欧洲，则国胜于欧洲，少年雄于地球，则国雄于地球。"2015年10月，党的十八届五中全会提出推进建设健康中国的新目标。《"健康中国2030"规划纲要》和《中国青少年健康教育核心信息及释义（2018版）》明确阐述少年儿童健康成长对于国家强大、民族复兴的重要意义，提出促进少年儿童健康成长是实施健康中国战略的重要内容。充满蓬勃朝气的青少年是当代的新生力量，肩负着祖国未来发展的光荣使命，承载着民族复兴的伟大梦想，为社会发展带来希望和自信。是国家未来发展不可替代的中坚力量，少年盛则民族兴，儿童强则国家强。本书以"弘扬中医育儿文化，保障儿童健康成长""治未病"为宗旨，向广大基层医务工作者传播中医文化，普及中医育儿知识，传授中医育儿技能，以期提高儿童健康水平，减少国家对医保的投入，减轻家庭的医疗负担，缓解家长和儿科专科的压力，对建设和谐社会、健康中国具有重大意义。

　　随着社会发展和科技进步，关于儿童保健的理念也在逐步发生变化，我们不仅要保障儿童健康，还要促进儿童发展。新时代应当在健康教育中注入"防未病""治未病"理念，提高儿童自我保健和预防疾病的能力。

　　1978年北京中医药大学王琦教授等人首次明确提出"中医体质学说"概念，并于1982年出版首部体质学专著《中医体质学说》，奠定了现代中医体质研究的理论与实践基础。当代医学强调"个体化诊疗"，医学研究也逐渐从以"病"为中心向以"人"为中心发展。中医体质学作为一门新的学说和一个新的学科分支，经过数十年发展，其理念、方法和技术亦日渐成熟。

中医体质学说认为先天禀赋、地域环境、饮食喂养、诊疗用药、起居劳逸、精神情志等因素对体质的形成与转变起着重要作用，主张基于因"质"制宜的思路，运用中医学理论进行体质调养。体质是相对稳定的个体特性，同时它具有可变性，尤其对于处于生长发育阶段的儿童，其体质可塑性很大。了解儿童体质类型，通过综合调治，努力将中医儿童保健的"体质学说"与"治未病"思想，以及药膳食疗、小儿推拿、穴位贴敷、艾灸、刮痧、拔罐等绿色保健方法与儿童身心健康相关学科相结合，增强儿童体质，培养其主动防病意识，以起到转化和调整体质类型的作用，使偏颇体质渐趋于正常，对保证儿童的健康成长具有重要意义。

2020年年初，新型冠状病毒肺炎疫情暴发，中医药领域的专家深度参与了对患者的诊疗工作，形成了以中医药为特色、中西医结合的救治方案。实践证明中医药在保障人民健康、生命安全方面发挥了重要作用。

中医擅长"治未病"，即未病先防，既病防变，愈后防复。体质是引起疾病发生的内在原因。调整偏颇体质，增强卫外之气，从而达到抵御外邪入侵，降低发病概率的目的，正所谓"正气存内，邪不可干"。

本书是以中医基础理论为指导，以通俗易懂、简便实用为原则，采取图文并茂的表现形式，面向儿童家长及临床医务工作者编写的中医科普书籍，可为不同体质的儿童提供日常调护与配合治疗的外治法指导。

本书共分为五章。第一章主要阐述儿童体质学理论渊源与发展简史，以时间脉络梳理体质学的漫长发展演变过程。第二章主要简述中医关于儿童体质形成与影响因素的认识，强调先天、后天因素共同构成并影响儿童的体质，最终使其形成不同的体质特征。第三章重点介绍儿童中医体质类型的辨识，以通俗的语言对儿童常见七种体质类型进行辨识。第四章重点介绍儿童体质的日常家庭调护，包括起居调护、饮食调护和运动调护，图文并茂地列举各种体质的起居注意事项、常用药膳食疗方及运动方法，书中的药膳食疗方在参考和采纳古今食疗方的基础上融合编者的经验，制作简易，美味可口，方便服食。第五章重点介绍适合不同体质的儿童的中医技术调护方法，所列的外治疗法操作简便，家庭实用性强，融知识性与趣味性为一体。

本书由长期在临床一线从事中医儿科专业和小儿外治工作的中医师精心编写而成，旨在深入浅出地向社会普及儿童中医体质调护知识，促进儿童健康成长。

由于时间仓促，编者水平有限，难免有偏颇与疏漏之处，敬请诸位同道谅解，并提出宝贵意见。

刘殿玉

2020 年 5 月

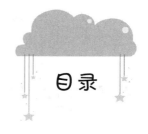

目录

第五章　儿童体质的中医技术调护

附　录　小儿取穴定位方法

结　语

参考文献

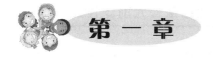

儿童体质学理论渊源及其发展简史

　　体质是人类生命活动的一种重要表现形式，它与疾病和健康有着密切的关系。体质学的研究历经了漫长的发展演变过程，为了让读者对体质理论有更好的了解，意识到体质对儿童健康成长的重要性，现按时间脉络就中西医关于儿童体质学的理论渊源及发展历程做简要的探析。

第一节　西医体质学概述

　　西方医学阐述的"气质"与中医体质理论中的神态活动方面，即心理维度相契合。气质是表现在心理活动的强度、速度、灵活性、指向性等方面的一种稳定的心理特征，是人的个性特征之一，也是古老且具有争议的心理学概念之一。关于气质的学说最早可以追溯到古希腊"四根说""四液学说"，后期流派繁多，出现"两类型说""三类型说""四类型说""高级神经活动类型说""血型说""激素说""体型说""活动特性说""气质调节说""抑制—非抑制说"等。关于气质的内涵、维度、可变性与稳定性之争还在继续。专家学者各持己见，从不同的角度对气质做了不同的科学界定，现将西方医学关于气质学说的研究历程简述如下。

一、西医体质学萌芽期（公元前 4 世纪至公元前 3 世纪）

西方医学关于体质的论述最早可追溯到医学起源时代的古希腊时期，古希腊哲学家恩培多克勒提出人体"四根说"。他认为火、土、气、水是组成万物的根，万物因四根的组合而生成，因四根的分离而消失，而人体是由四根构成的，血液部分是火根，呼吸部分是空气根，液体部分是水根，固体部分是土根，四根组合得当，身体便会健康。四根的组合方式决定有机体结构的特征。后期古希腊的哲学集大成者亚里士多德所提出的"四元素说"也是基于恩培多克勒的"四根说"。虽然恩培多克勒的"四根说"未得到科学的证明，但近代研究表明，恩培多克勒的"四根说"中已经具有了气质和神经类型学说的萌芽。

被后世尊为"西方医学之父"的医学先哲希波克拉底亦在"四根说"的基础上进一步提出了著名的"四液学说"，认为人体的体液分为四种：血液、黏液、黄胆汁和黑胆汁，它们在人体内自然形成，不断消耗，又不断产生，保持着一定的平衡状态，是人体健康的基础。一个人的生理特点以哪一种体液为主，就对应哪一种气质，四种体液的不同组合比例又构成了人体独特的四种"体质"：体液中的血液占主导地位的为性情活跃、动作灵敏的多血质，体液中的黏液占主导地位的为性情沉静、动作迟缓的黏液质，体液中的黄胆汁占主导地位的为性情急躁、动作迅猛的胆汁质，体液中的黑胆汁占主导地位的为性情脆弱、动作迟钝的抑郁质。四种体液的组合脱离正常状态便是疾病产生的原因，例如，体液中胆汁构成比例过高，易使人头脑过"热"，产生恐惧的心理；体液中黏液构成比例过高，则会使人头脑过"冷"，产生忧虑与悲伤的情绪。从现代医学角度来看，希波克拉底对气质的成因的解释缺乏科学根据，但他所提出的气质类型的名称及划分一直沿用至今，他主张治疗时应注意个体的差异，关注环境因素、生活方式对病患的影响，对西方医学的发展产生了巨大影响，并为后世的心理学发展提供了一定的指导。

二、西医体质学形成期（公元前2世纪）

古罗马时期，被后世誉为仅次于希波克拉底的第二个医学权威克劳迪亚斯·盖伦在继承和发展希波克拉底"体液学说"的基础上，首次将人体内体液的混合"比例"用拉丁语命名为"Temperamentum"，这是近代"气质"（temperament）概念的来源。他同样认为气质是物质（或汁液）的不同性质的组合，并主张将人体内各种体液的水平与人的情感和行为倾向联系在一起，在心理学表现方面进一步阐释经典的四种气质：多血质者血液最多，行动表现为热心、活泼；黏液质者痰液多，心理表现为冷静，善于思考和计算；神经质者黑胆汁多，有毅力，但悲观；胆汁质者黄胆汁多，易发怒，动作激烈。这是心理学史上最早关于四种气质类型的行为描述，为现代心理学所沿用。

三、西方体质学发展期（启蒙时期至20世纪80年代）

启蒙时期，德国著名哲学家伊曼努尔·康德在希波克拉底"体液学说"基础上提出"血质学说"，认为血质类型是先天形成的，但受后天的影响，可分为多血质、忧郁质、胆汁质与黏液质四种气质。多血质常表现为开朗、无忧无虑，怀有美好的希望，真诚许诺，但不能持之以恒、信守诺言；忧郁质则表现为沉稳，思考深远，不轻易许诺，多思善忧，多愁善感；胆汁质常表现为热血，易暴怒但不记仇，行动迅猛但不持久；黏液质则多表现为冷血、理性、持久慢热，不易冲动，不容易被情绪等控制。

1879年，德国"实验心理学之父"威廉·冯特认为气质的差异源于个体"可变性"与"情绪性"两个维度所占的比例不同，气质应被看作应用于驱力和情感的一种性情，同时在当时的能量概念之上注入了时间的概念，以感情反应的强度和变化的快慢为基础划分四种气质类型的两种要素，参照希波克拉底的"体液学说"将人的气质划分为四种类型：感情反应强而变化快的胆汁质，感情反应弱而变化快的多血质，感情反应强而变化慢的抑郁质，感情反应弱而变化慢的黏液质。

伊曼努尔·康德和威廉·冯特的气质理论虽然都源于希波克拉底的"体液学说"，都主张从外部行为特征入手来了解气质，但各有其发展与创新之处。

1925 年，德国精神病学家恩斯特·克雷奇默根据自己对精神病人的观察和研究，认为精神病人与正常人"只有量的区别而无质的差异"，气质特点是由人的身体结构决定的，进而提出按体型划分气质的相关理论。其著作《体型和性格》一书首次为正常人的体型与心理类型建立了对应关系，根据身长、体重、颜面和头型、四肢比例、毛发、骨骼、脂肪、肌肉发育及人格特征，对体质中的体型进行了专门的研究，并划分出矮胖型、瘦长型、运动型三种发育类型。简单来说，矮胖型的气质类型为躁郁型气质，特征是身材矮胖，圆肩阔腰，脂肪肥厚，手足粗短，性格外向，爱好社交，通融健谈，活泼好动，表情丰富，情绪不定，善与人相处，易患躁狂抑郁症。瘦长型的特征是身材瘦长纤弱，手足细长，胸窄羸弱，性格内向，害羞沉静，孤僻固执，不善交际，寡言多思，多愁善感，易患精神分裂症，气质类型是分裂型气质。运动型趋向于胆汁质，但不尽相同，主要特征为身材健硕强壮，肌肉发达，骨肉均匀，正义感强，注意礼仪，勤俭节约，遵守纪律，活力充沛，性格偏外向，善于交际，乐观进取，感情丰富，做事认真，反应迟钝，易情绪激动，易患癫痫，气质类型为黏着型气质。

1937 年，美国著名人格心理学家高尔顿·威拉德·奥尔波特从人格结构出发阐述气质，认为气质是个体情绪本性的特有现象，气质与个体的情绪、心境有关，大部分具有与生俱来的生物学色彩，将气质简化为情感区域，并且通过强度、敏感性、速度和可变性来描述这个情感区域。

1940 年，美国临床心理学家谢尔顿·科钦受恩斯特·克雷奇默的影响，对气质与身体结构的关系进行了更为深入的研究，认为人格与身体结构有关，而且对形成身体结构的胚胎学基础——胚叶（胚层）进行了进一步的研究。他按照个体在胚胎发育中占优势的胚叶，将人的体型分为内胚叶型、中胚叶型和外胚叶型三种类型。内胚叶型表现为动作缓慢、爱好社交、情感丰富、情绪舒畅、随和有耐心，气质类型属于内脏紧张型；中胚叶型表现为动作粗放、精力旺盛、喜好运动、自信、富有进取心和冒险性，属于身体紧张型的气质类型；外胚叶型的气质类型属于头脑紧张型，表现为动作生硬、善于思考、不爱交际、情绪抑制、谨慎、神经过度敏感。

1900 年，奥地利著名医学家卡尔·兰德斯坦纳发现血液可分为不同的血型，创立了"ABO 血型学说"，以解决输血的障碍问题。1902 年，卡尔·兰德斯坦纳的两名学生发现除了 A 型、B 型、O 型三种血型外还存在着一种较为稀少的血型，后来称为 AB 型。"血型学说"使日本心理学家古川竹二受到启发，他随后进行了大样本调查分析，并于 1927 年在心理学研究会上指出，希波克拉底的四种气质类型不是由胆汁和黏液决定的，而是由血型决定的。他把血型与四种气质类型相结合，创立了"气质血型说"，将人的气质类型划分为 A 型、B 型、O 型和 AB 型四种。A 型气质的人内向、保守、多疑、焦虑、感情丰富，缺乏果断性，容易灰心丧气，顺从听话；B 型气质的人外向、积极，善交际、轻诺言，好管闲事，感觉灵敏；O 型气质的人胆大、好胜、自信、意志坚强、积极进取，喜欢指挥他人；AB 型气质的人兼有 A 型和 B 型的特征，外表是 A 型，内在是 B 型。"气质血型说"理论被认为含有相当大的猜测和想象成分，引发了众多争议。

在西方生理学历史上，以美国生理学家柏尔曼等人为代表主张的气质激素理论和以俄国著名生理学家伊万·彼德罗维奇·巴普洛夫为代表主张的高级神经活动类型理论对解释气质的生理机制影响深远。

柏尔曼认为人的气质特点是由内分泌活动决定的，并按照不同个体的内分泌情况把人的气质类型分为六种，即甲状腺型、脑垂体型、肾上腺型和副甲状腺型、胸腺型和性腺型。他认为内分泌状况不同的人，其气质也不相同。六种类型的气质具体表现为以下方面。① 甲状腺型：甲状腺分泌增多者精神饱满、不易疲劳、知觉敏锐、意志坚强、观察迅速、感情充沛，而甲状腺分泌减少者则易患痴呆症。② 脑垂体型：脑垂体分泌增多者性格强势、脑力发达、有自制力、喜欢思考、骨骼粗大、皮肤肥厚、早熟、生殖器发达，而脑垂体分泌减少者则身材短小、脂肪多、肌肉萎弱、皮肤干燥、反应迟钝、懦弱、缺乏自制力。③ 肾上腺型：肾上腺分泌增多者孔武有力、精力旺盛、皮肤黝黑而干燥、毛发浓密、专横、好斗，而肾上腺分泌减少者则体力不足、行动迟缓。④ 副甲状腺型：副甲状腺分泌增多者安定、缺乏生活兴趣、肌肉无力，而副甲状腺分泌减少者则注意力不易集中、妄动、容易激动。⑤ 胸腺型：胸腺位于胸腔内，幼年发育，青春期后则停止发育，逐渐萎缩。成年后胸腺不退化者，常表现为单纯、幼稚、柔弱、不善于处理工作。⑥ 性腺型：性腺分泌增多者常感到不安，好色，具有攻击性，而性腺分泌减少者则性特征不明显，易成为同性恋，攻击性弱。同时，柏尔曼以生理发展为划分标准，以内分泌腺作为分期标准，把儿童心理发展阶段分为胸腺时期（幼年时期）、松果体时期（童年时期）、性腺时期（青年时期）。现代生理学研究表明激素是高度分化的内分泌细胞合成并直接分泌入血的化学信息物质，它通过调节各种组织细胞的代谢活动来影响人体的生理活动。内分泌腺活动对气质的影响是不容忽视的，内分泌腺活动所产生的各种激素激活身体的不同机能，对人的心理活动、行为也有重要影响。各个内分泌腺之间相互联系、相互制约，共同组成内分泌系统，并受神经系统直接或间接控制，因而不能简单片面地强调内分泌腺体的作用，过分强调激素的重要性，忽视神经系统，特别是高级神经系统活动对气质的影响。

伊万·彼德罗维奇·巴甫洛夫对高级神经活动过程进行了研究，提出气质的高级神经活动类型理论。他认为高级神经活动的基本类型是气质的生理基础，气质是高级神经活动基本类型的外显行为表现，即个体在进行心理活动时或在行为表现方式上表现出来的强度、速度、稳定性、指向性和灵活性等动态的个性特征。大量的实验研究表明，大脑皮层的基本神经过程有强度、均衡性和灵活性三种基本特性，根据这三种特性可以将个体的神经活动分为不同的类型。个体进行心理活动或实践活动时表现出来的强度大、平衡感和灵活性好的类型称为活泼型，强度大、平衡感好而灵活性差的类型称为安静型，强度大而平衡感差的类型称为兴奋型，强度小的类型称为抑制型，分别与希波克拉底的"体液学说"中的多血质、黏液质、胆汁质、抑郁质相对应。

自 20 世纪 60 年代起，美国心理学家、精神病学家托马斯和心理学家切斯对 141 个婴儿的父母展开了长达 30 多年的问卷追踪调查，从活跃水平等九个维度来研究婴儿最初的气质结构，通过长期研究，他们发现新生儿在 1~3 月就有明显、稳定的气质特征，而且这些气质特征不容易改变，常一直持续到成年。按适应性、生活节律、情绪状态、趋避性等方面的表现，可将婴儿的气质类型分为三种。① 容易型（约占 40%）：容易型气质的婴儿生理节律有规律，比较活跃，容易适应环境，如容易亲近陌生人、接受新的食物、接受安慰，情绪比较稳定，比较积极、友好，容易感到愉快，求知欲强，在活动中比较专注，不易分心，喜爱游戏。② 困难型（约占 10%）：困难型气质的婴儿生理节律混乱，睡眠、饮食及排便等机能缺乏规律性，情绪不稳定，易烦躁，爱吵闹，不容易接受成人的安慰，不容易适应新环境，表现为易退缩和易激动，比较消极，容易感到紧张、焦虑，注意力维持时间较短，容易分心，难以与成人合作，与成人关系不亲密。如果家长照料不当，他们将来容易产生心理问题，在幼儿期和童年期表现为焦虑、退缩，或有较多的攻击性行为，或易形成不安全依恋。尤其是进入学校后，大多数这类气质的儿童易产生更多的适应性问题。③ 迟缓型（约占 15%）：迟缓型气质的婴儿不活跃，情绪比较消极，表现为安静和退缩，对环境刺激的反应比较温和、低调，对新环境的适应比较慢，其适应能力通过接受抚爱和教育能逐步得到提高。对迟缓型气质的婴儿只要有耐心给予其足够的关爱，他们通常不会产生心理问题，但如果家长对他们缺乏应有的关心，漠视或粗暴地对待他们，他们也容易形成不安全依恋。进入学校后，与同龄人相比，这类儿童显得有些适应困难，容易表现出焦虑不安等情绪。其余 35% 属于混合型。托马斯和切斯的气质三类型学说强调气质主要是先天的，受后天环境的影响较少，提倡父母通过观察儿童的行为来发现其气质，强调父母的关怀对儿童的气质特征也有影响。

1975 年，美国心理学家巴斯等根据人的活动倾向提出的气质类型理论，认为遗传基因对行为的影响绝不是简单直接的，气质具有较高的遗传性，可划分为情绪性、活动性和交际性三种基本维度，活动性维度占有特殊的地位，故采用活动性来描述儿童气质的维度。根据活动性可将儿童划分为四种气质类型，即活动型、情绪型、社交型和冲动型，每一活动倾向都体现了不同的气质特征。活动型的人总是抢先迎接新的任务，爱好活动，不知疲倦，在婴儿期表现为手脚不停地活动，学龄期在教室里坐不住，成年时显露强烈的事业心；情绪型的人觉醒程度和反应强度大，在婴儿期时表现为经常哭闹，学龄期时易激动，难以相处，成年时表现为喜怒无常；社交型的人渴望与他人建立密切的联系，在婴儿期时表现为要求母亲和熟人在其身边，孤单时哭闹得凶，学龄期容易接受教育的影响，成年时与周围的人们相处融洽；冲动型的人缺乏抑制能力，在婴儿期时表现为讨厌等待母亲喂奶、换尿布等，学龄期常坐立不安、注意力容易分散，成年期表现为讨厌等待，倾向于不加思索地行动。

1983 年，波兰心理学家简·斯特里劳在伊万·彼德罗维奇·巴甫洛夫关于气质的高级神经活动类型理论的基础上，经过 25 年的实验研究，主张从人与环境的相互关系来看待气质特点，强调人的活动对气质的影响，又汲取了唤醒与激活研究的成果，从整体活动来探讨气质，提出了"气质调节理论"。认为气质是指有机体主要由生物因素决定的相对稳定的动力特点，它由反应的外部特质表现出来，反应的外部特质包括行为的能量水平和时间特点，体现了个体差异。有两个与行为能量水平的个体差异有关的气质基本维度，就是反应性与活动性。反应性表明人们对刺激的反应强度不同，而且这种差异相对稳定；活动性被定义为涉及个体活动强度和频率的气质特质，它可以调节刺激影响，使个体达到或保持最佳状态。气质活动性在调节刺激影响时起关键性作用。它们对有机体起着重要的调节作用。简而言之，气质是生物进化的产物，但又受环境的影响而发生变化。气质在人的整个心理活动中，在人与环境关系中起着调节作用。气质可以在行为的能量水平和时间特点中表现出来。反应性和活动性是两个与行为能量水平有关的气质基本维度，它们对有机体起着重要的调节作用。此外，他还提出了一系列气质的心理测量方法并探讨了气质与性格、气质与活动的关系来证实其气质理论，如气质调查表（FCB-TI）、时间特质量表（TPI）、学前儿童反应评定量表（RRS1）、小学儿童反应评定量表（RRS2）、中小学生反应评定量表（RRS3）。学校和幼儿园的教师可以根据学前和学龄儿童在各自环境中的典型行为来分别使用这些量表，其中 FBI-TI 影响最深，在多个国家修订应用。"气质调节理论"是现代气质心理学史上的一个重要理论成就。

四、西医体质学新时期（20 世纪 90 年代至今）

1992 年，继托马斯和切斯之后，美国的凯里和麦克德维特等人对 3~7 岁儿童的气质进行了研究，认为活动性是儿童的气质特质之一，儿童气质主要由生物学因素决定，与遗传有关，并且具有相对的稳定性和连续性，这与活动性的特点一致。凯里和麦克德维特依据托马斯和切斯关于儿童气质理论陆续发表 1~4 个月、4~11 个月、1~3 岁、3~7 岁、8~12 岁五套儿童气质问卷。1996 年，我国姚凯南教授在全国牵头成立了"中国儿童气质量表修订和标准化"项目协作组，引进了儿童气质问卷，在其基础上进行了修订，并建立了全国标准化常模。各量表均包括九个气质维度，即活动水平、节律性、趋避性、适应性、反应强度、心境特点、持久性、注意分散、反应阈。每个气质维度由 8~12 个项目组成。各量表由数个反映儿童日常生活行为的项目组成，每个项目的评分是根据该项目内容出现的频率，按"从不、极少发生、不常见、常见、很常见、总是"六个等级进行评分。根据评分可划分出气质类型，包括平易型、麻烦型、发动缓慢型、中间偏平易型、中间偏麻烦型。

美国心理学家杰罗姆·凯根认为与大多数行为特征相比，儿童在生命的最初两年里所表现出的行为抑制的极端程度将显著地反映在其整个幼年时期。他汲取了巴甫洛夫关于条件反射中兴奋性和抑制性这一对术语，表现个体对环境或是情境的反应。经过长期观察和思考发现，儿童在面对不熟悉的或出乎意料的人、物体、感觉或情境时，行为反应与巴甫洛夫所说的抑制行为很相似。因此，凯根以此作为突破口，采用"行为抑制"这个词来描述个体气质的两极性，展开了他对儿童气质的研究。他和同事从 20 世纪 70 时代起，结合实验室观察、家庭访谈、问卷调查、测查生理反应等多种方法，对不同样本的儿童做了多项长期追踪研究，逐步形成了一套比较完整的儿童气质的抑制性研究程序。根据实验将儿童的气质行为分为抑制型和非抑制型两类。在最初面临陌生情境的很短时间内（大约 10~15 分钟）所表现出的敏感、退缩、胆怯的行为，就是抑制行为。如果在其他类似情况下也稳定地表现出这些行为，该类儿童就是行为抑制型儿童。相反，如果儿童在这个时间内表现出不怕陌生、善于交际、主动接近情境的行为，就是非抑制行为，而在类似情况下稳定地表现出这些行为的儿童即行为非抑制型儿童。从 20 世纪 80 年代后期一直到现在，凯根把对 2 岁儿童的研究延伸到了婴儿期，从儿童 4 个月大时开始进行追踪，一直到其 5 岁，主要考察了婴儿对刺激的强反应和弱反应，试图从观察对象婴儿期的行为反应来预测其 2 岁以后的抑制和非抑制性特征。研究结果表明抑制型儿童是自我控制、温和有礼的，非抑制型儿童用一种精力充沛的方式来表达自己。抑制型和非抑制型儿童从出生起就表现出许多生理上的差异，比如体格、是否容易产生厌倦感、眼睛颜色等。抑制型与非抑制型儿童在面对陌生情境时，心率、瞳孔等生理指标显示出他们之间存在不同的唤醒程度。抑制型儿童在出生后几个月可能会烦躁、睡眠中断、慢性便秘，面对陌生的刺激会有心跳加速、瞳孔变大等表现，而非抑制型儿童则表现出相反的行为模式，因此抑制和非抑制特征是可遗传的，抑制型儿童在婴儿期对陌生情境会出现类似焦虑的反应的形式，比非抑制型儿童更有可能成为容易害羞的青少年，但不一定会成为容易害羞的成人，因为个体气质的差异既受基因制约又受环境影响，环境决定着人格的发展程度。

21 世纪，随着基因靶向检测技术研究与大数据分析等技术手段的日益成熟，关于体质的遗传基础及体质在生理、生化、免疫等方面的表征将被不断揭秘。现代研究证明，人类基因多态性在阐明人体对疾病的易感性与耐受性、疾病临床表现的多样性以及对药物治疗的反应性上都起着重要作用。随着以功能基因组学和蛋白质组学为核心的后基因组时代的到来，人们逐渐认识到个体体质与疾病发生、转归的关系。未来医学发展的方向将由"疾病医学"向"健康医学"转变，医学模式将从"疾病医学"向"预防医学"转变，医学诊治将从"群体医学"向"个体医学"转变。

第二节　中医体质学概述

自古至今，医学理论体系的形成都是一个漫长而又复杂的过程，中医学历经千百年文化积淀与融合，不断推陈出新，中医体质学说亦经历了漫长的发展演变过程。《黄帝内经》是中医体质理论的源头，《伤寒杂病论》为中医体质理论临床应用的开端，此后历代医家丰富中医体质理论。自 20 世纪 70 年代至今，以匡调元、王琦教授为代表的一批学者率先开展对中医体质学的研究，发布有关九种基本体质的体质测评量表并出版《中医体质学》《亚健康中医体质辨识与调理》等系列教材，中医体质学的理论体系逐步建立并完善。

 一、中医体质学萌芽期（先秦至西汉时期）

中医学关于体质的最初认识始于中医理论奠基专著《黄帝内经》，全书有 22 篇论及人体体质的有关现象，在此列举重要篇章内容进行阐述：

古人关于体质的概念首见于《素问·逆调论》"是人者，素肾气盛"及《素问·厥论》"此人者质壮，以秋冬夺于所用"，其中"素"与"质"就是对体质的描述。

《素问·痹论》曰："其寒者，阳气少，阴气多，与病相益，故寒也。其热者，阳气多，阴气少，病气胜，阳遭阴，故为痹热。"可见不同体质的人对病邪的易感性亦不同。《灵枢·百病始生》亦曰："在肠胃之时，贲响腹胀，多寒则肠鸣、飧泄、食不化，多热则溏出糜。"由此说明体质与病证变化关系密切。阳盛体质者，受邪后易热化，故见大肠湿热下注之证；而阴盛体质者，受邪后易寒化，故见脾肾虚寒之飧泄。随人体阴阳、虚实、寒热、燥湿的不同，病证性质会发生相应变化。因此，体质对病机转化、证候改变起重要作用，这种变化被称为病邪的"从化"。

《灵枢·寿夭刚柔》提道："人之生也，有刚有柔，有弱有强，有短有长，有阴有阳。"说明初生体质与先天禀赋有关，存在刚柔、勇怯、阴阳之分。

《灵枢·阴阳二十五人》以五行的特性为依据，描述了人体的肤色、形体、行为举止、性格表现、心理特征、对自然的适应性等特征，将体质归纳出木、火、土、金、水五个主型。一是木型体质："木形之人，比于上角，似于苍帝。其为人苍色，小头，长面，大肩背，直身，小手足，有才，好劳心，少力，多忧劳于事。能春夏，不能秋冬，秋冬感而病生，足厥阴佗佗然"；二是火型体质："火形之人，比于上徵，似于赤帝。其为人赤色，广䏚，锐面，小头，好肩背髀腹，小手足，行安地，疾行摇肩，背肉满，有气，轻财，少信，多虑，见事明，好颜，急心，不寿暴死。能春夏，不能秋冬，秋冬感而病生，手少阴核核然"；三是土型体质："土形之人，比于上宫，似于上古黄帝。其为人黄色，圆面，大头，美肩背，大腹，美股胫，小手足，多肉，上下相称，行安地，举足浮，安心，好利人，不喜权势，善附人也。能秋冬，不能春夏，春夏感而病生，足太阴敦敦然"；四是金型体质："金形之人，比于上商，似于白帝。其为人白色，方面小头，小肩背，小腹，小手足，如骨发踵外，骨轻，身清廉，急心，静悍，善为吏。能秋冬不能春夏，春夏感而病生，手太阴敦敦然"；五是水型体质："水形之人，比于上羽，似于黑帝。其为人黑色，面不平，大头，廉颐，小肩，大腹，动手足，发行摇身，下尻长，背延延然，不敬畏，善欺绐人，戮死。能秋冬，不能春夏，春夏感而病生，足少阴汗汗然。"五个主型再分为五个亚型，共分出二十五种体质类型，即"阴阳二十五人"。

"盖有太阴之人，少阴之人，太阳之人，少阳之人，阴阳和平之人。凡五人者，其态不同，其筋骨气血各不等。"根据人体阴阳比例、个体的行为表现、性格及生理功能等不同，《灵枢·通天》将体质分为多阴而无阳的"太阴之人"、多阴少阳的"少阴之人"、多阳而少阴的"太阳之人"、多阳少阴的"少阳之人"及阴阳无明显偏颇的"阴阳和平之人"五种体质类型。

此外，《灵枢》还以体型的胖瘦、肌肉的厚薄作为体质分类的依据。《灵枢·卫气失常》曰："膏者多气，多气者热，热者耐寒。肉者多血，则充形，充形则平。脂者其血清，气滑少，故不能大。此别于众人者也。"将肥壮体型划分为膏型、脂型和肉型三种体质类型。《灵枢·逆顺肥瘦》则根据身体的形态不同将体质划分为肥人、瘦人、肥瘦适中之人及壮士，并对婴儿体质进行了描述。"瘦人者，皮薄色少，肉廉廉然，薄唇轻言，其血清气滑，易脱于气，易损于血""端正敦厚者，其血气和调""刺壮士真骨，坚肉缓节监监然，此人，重则气涩血浊""婴儿者，其肉脆血少气弱。"实开小儿体质理论之先河。

《素问·血气形志》提道："形乐志苦，病生于脉，治之以灸刺。形乐志乐，病生于肉，治之以针石。形苦志乐，病生于筋，治之以熨引。形苦志苦，病生于咽嗌，治之以百药。形数惊恐，经络不通，病生于不仁，治之以按摩醪药。是谓五形志也。"将人的形态与精神状况结合起来，并将体质按形、志、苦、乐进行了分类。

辨证论治和整体观念是中医学理论的核心内容，而"三因制宜"则是体现核心思想的具体治疗原则之一。"三因制宜"，即因时、因地、因人制宜学说肇端于《黄帝内经》，其中"因人制宜"强调人的先天体质强弱不均，更有男、女、老幼、之别，因此治疗时应考虑患者性别、年龄、体质、生活习惯等不同特点来确定治疗、用药的原则。

《灵枢》对体质的研究是中医学中最早的记载，论述极为丰富，论及体质形成，各种体质类型，体质特征，体质差异，体质变化，体质与疾病的易感性，体质与人体生理、病理、诊断、养生、疾病预防与治疗方面的关系等，奠定了中医体质理论的基础，初步勾画了中医体质理论的雏形，是中医体质学理论的源头，尽管分类尚不统一，亦掺杂了主观推演的成分，但对后世影响深远，不失为宝贵的医学遗产。

二、中医体质学形成期（东汉时期至两宋时期）

东汉末年，"医圣"张仲景所著的《伤寒杂病论》问世，全书虽然没有明确提到"体质"概念，但对个体不同的体质特点有明确的表述，纵观《伤寒论》，其中关于"家"的提法十分醒目，共计13处。如伤寒条例时常可见："喘家""汗家""淋家""湿家""强人""羸人""盛人""亡血家""虚弱家"。诸"家"是张仲景关于体质的独特论述，表示各种体质特点，说明体质不同导致疾病的特点及病程不同，可以作为对某些致病因素的易感性和病证类型倾向性的判断依据。《金匮要略》对体质也有相关的论述，如"男子"与"妇人"体质有别。除此外，全书始终贯穿一个观点，即无论是"伤寒六病"还是内伤杂病的发生，都是不同的体质类型与病邪相互作用所产生的不同病理表现。张仲景通过长期临床观察，认为寒、热、湿、虚、实的不同，导致疾病三阴三阳的不同，乃至病证表现及治疗、用药上的复杂多样性。他还认为在相同的致病条件下，体质差异不仅决定了是否发病，而且决定了发病的类型、病位和病证的性质。虽同感外邪，可因体质的差异，有表实、表虚之别，也可表现为"在表""直中"之别。因此，正确的治疗原则和方法不仅取决于疾病的病性、病位、程度，而且取决于患病体质的特质。书中提到"汗法"，按照个体体质状况而采取"峻汗""微汗""解肌"等不同的治疗方法；"下法"，按照个体体质状况而采取"峻下""缓下""润下"等不同的治疗方法。同样的病证，同样的方剂，但因个体体质差异，而有"宜用"和"禁用"的区别。而对于"宜用"者也应根据体质的不同，给予不同的药量。《伤寒杂病论》在继承《黄帝内经》的基础上，理论结合临床，将体质理论贯穿于理法方药辨证论治体系当中，使中医体质理论在临床实践中得到了广泛的应用，丰富了中医体质学的内容，奠定了临床体质学的理论与实践基础。

三国至两宋时期，涌现了许多著名医家，他们在《黄帝内经》和《伤寒杂病论》理论的基础上进一步发展丰富，加深了对体质与发病、体质与辨证、体质与治疗等方面的认识。对小儿体质的认识更为明确。

中医中的"体质"一词始见于《晋书·南阳王保传》，书中介绍人物司马保时提到"保体质丰伟，尝自称体重八百斤"（据当时测量标准是四两为一斤），这里的"体质"可以被理解为狭义含义的形体。晋代著名医家王叔和在其著作《脉经·平脉视人大小长短男女顺逆法》中提道："凡诊脉，当视其人大小、长短及性气缓急。脉之迟速、大小、长短皆如其人形性者，则吉。反之者，则为逆也。"此书是我国现存最早的脉学专著，书中表述了不同体质的人所表现出来的不同脉象特征。此外，王叔和首次提出关于婴幼儿生长发育规律的"变蒸"学说，认为婴幼儿处于人一生中生长发育的旺盛阶段，其形体、神智都在不断发展，蒸蒸日上，故称之"变蒸"。

隋代著名医家巢元方在《诸病源候论·漆疮候》中描述了过敏反应："人有禀性畏漆，但见漆，便中其毒。……亦有性自耐者，终日烧煮，竟不为害也。"巢元方当时已认识到膝疮的发生与人之禀性有关，即现代医学所说的过敏性体质，至此首见关于"特禀质"的体质理论概述。

北宋时期，著名医家庞安时在继承《伤寒杂病论》的基础上，在《伤寒总病论·叙论》中提道："凡人禀气各有盛衰，宿病各有寒热。因伤寒蒸起宿疾，更不在感异气而变者。假令素有寒者，多变阳虚阴盛之疾，或变阴毒也。素有热者，多变阳盛阴虚之疾，或变阳毒也。"其意是阳热之体者感受阴寒之邪，或阴寒之体者感受阳热之邪，均有可能因体质原因，发病时向病邪性质相反的方向转化。

《颅囟经·脉法》首次提出婴幼儿体质属于"纯阳之体"："凡

孩子三岁以下，呼为纯阳，元气未散。"小儿所禀肾中元阴元阳，尚未损伤，元气旺盛，故生长发育极为迅速。后世逐渐形成"纯阳之体"学说，该学说认为小儿时期机体的阴阳均不足，而非阳亢阴亏或有阳无阴体质状态，但是总体以阳生为主导趋势，并以功能活动的不断成熟完善来带动脏腑器官形质的成熟完善。

北宋时期，"儿科之圣"钱乙关于小儿体质也有很多著名的论点。他在《小儿药证直诀》一书中概括小儿的生理特点是"小儿脏腑柔弱""五脏六腑，成而未全……全而未壮"，病理特点是"易虚易实，易寒易热"，对后世影响深远。小儿在变蒸过程中，随着年龄的增长，形体、脏腑功能、精神意识不断趋于成熟完善，脏腑"始全"但仍然"全而未壮"。他强调五脏有余不足属于小儿的生理状态，是一种自然的倾向，而非病理状态。但由于小儿"脏腑柔弱""形气未充"，一旦调护失宜，在外易被六淫所侵，在内易被饮食所伤，发病后传变迅速，在发病过程中，具有"易虚易实，易寒易热"的病理体质特点。同时他认为小儿五脏热病以心肝多实热，肺脾则多虚热。《小儿药证直诀·虚实腹胀》指出"小儿易为虚实，脾虚不受寒温，服寒则生冷，服温则生热，当识此勿误也"，认为小儿体质具有"脾胃虚"特点，故十分重视调治小儿脾胃，确立了以"实脾""调中"为治疗小儿脾胃病的根本大法。

三、中医体质学发展期（金元时期）

金元时期因战乱和疫病流行而催生和孕育了众多医学流派，其中最具代表性的医家为刘完素、张从正、李杲和朱震亨，并称为"金元四大家"。四人分别自成一说，代表了四个不同的学术流派。"金元四大家"的学说形成标志着中医发展迈入一个新的阶段，金元四大家在儿科领域各有所长，刘完素善用寒凉治疗热性病，张从正则主张治病应重视驱邪，李杲重视调理脾胃，朱震亨主张滋阴降火。

刘完素又称刘河间，他认为疾病多因火热而起，倡导"火热论"，认为"六气皆从火化"，在治疗上多运用寒凉药物，故称之为

"寒凉派"。其在代表作《素问病机气宜保命集·病机论》中指出："故治病不求其本，无以去深藏之大患。故掉眩、收引、膹郁、肿胀、诸痛痒疮，皆根于内。"这里"本"和"内"指的便是体质，"治病求本皆根于内"的思想实际上就是以体质为本的思想。他的"六气化火"理论，亦是在对内在体质因素作用的基础上而产生的，认为疾病的产生都是由于外邪入侵以后随内在体质的"化"与"变"。关于小儿体质方面的见解，《素问病机气宜保命集·妇人胎产论》云："妇人童幼天癸未行之间，皆属少阴"，认为小儿体质具有"稚阴"的特点。他又在《河间六书·小儿论》中认为小儿为阳盛之体，故而热病居多："大概小儿病在纯阳，热多冷少"。他对"纯阳"理论提出新的见解，认为小儿生长发育旺盛，阳气相对偏胜，而阴气较为衰弱，患病多表现为阳热之证，容易化热化火，治宜清凉。至此，"稚阴稚阳"学说初具雏形。

张从正又名张子和，认为治病应着重攻邪，"邪去则正安，不可畏攻而养病"。他在治疗方面丰富和发展了"汗、吐、下"三法，临证中善于攻下，世称"攻下派"。张从正虽善用攻下法，但在具体应用时十分注意病人体质，这在其著作《儒门事亲》中多有体现。例如，在临证应用"汗法"时强调不同体质的治则不同："少壮气实之人，宜辛凉解之，老者气衰之人，宜辛温解之。病人禀性怒急者，可辛凉解之，病人禀性和缓者，可辛温解之。"临证应用吐法时，强调不同体质用药的剂量不同："身体壮实者，可一吐而安，怯弱者可小量分三次轻吐。"他在阐述祛邪与扶正的关系时，提出攻邪就是扶正的思想，在《儒门事亲·推原补法利害非轻说》中指出"取其气之偏胜者，其不胜者自平矣。医之道，损有余，乃所以补其不足也"，认为通过攻邪扶正之法可达到恢复健康的目的。张从正临证应用补法十分谨慎，强调应当针对病情，不可滥用，至于病后进补与否，需看病人的体质状况。他在《儒门事亲·补论二十九》中指出："人之所禀，有强有弱。强而病，病而愈，愈而后必能复其旧矣。弱而病，病而愈，愈而后不必复其旧矣。是以有保养之说"。他的攻邪思想看似是针对疾病而言的，实质是强调人体正气的重要性，也就是注重养生以防病和病后需养生的中医体质学思想。此外，他对小儿病因、病机、治疗及养护方面的论述也值得借鉴，他认为衣有余则过暖，太暖则"积热熏蒸""消阴气"，易生肌表病。食有余则过饱，太饱则必伤肠胃，引起升降运化失常。因此，他主张小儿护养应"薄衣淡食"。

李杲号东垣，认为"人以胃气为本"，"内伤脾胃，百病由生"，治疗上长于"温补脾胃""升举清阳"，因而称之为"补土派"。李东垣十分注重元气的生理作用，认为元气是健康之本，而"气血生化之源"的脾胃和元气的充沛、脏腑的健旺具有密切的关系，脾胃为元气之本，脾胃伤则元气衰，元气衰则疾病生，脾胃虚损的话，就会表现为气虚、血亏、寒热偏盛以及阴阳失调等偏颇体质状态。从中医体质的角度看，他论述了气虚体质的具体形成过程，对气虚体质的形成与治疗做了重要阐述，并且首创治疗气虚内热证的益气升阳之法，对气虚体质的调治具有显著效果。

朱震亨号丹溪，认为"阳常有余，阴常不足"，善用"滋阴降火"的治则，世称"养阴派"。他在儿科尤有建树，著有儿科专著《幼科全书》。在体质方面，他提出"肥人湿多，瘦人火多"的观点，将体型与发病联系起来。他根据自身生活环境和社会时代背景提出"阳常有余，阴常不足"的论点，强调人多为阴虚体质，并明确地告诫人们顾护阴精的重要性。他在《格致余论·慈幼论》中提及"小儿十六岁以前，血气俱盛，如日方升，如月将圆。惟阴长不足"，指出小儿在阳气作用下，生长发育迅速，对水谷精微的需求格外迫切，相对显得阴液不足，小儿生长发育是一个阴充阳长的过程，阳长为主，阳占优势。

"金元四大家"对于中医体质辨识养生理论与实践的突破，与其独立的学术观点一脉相承，对以后的中医发展产生了深远的影响。

四、中医体质学成熟期（明清时期至民国初期）

中医体质理论在明清时期得到充分发展，这一时期衍生了"温补"与"温病"两大著名医学流派，其中以叶天士为代表的温病学派充分认识到体质对疾病发生、发展、转归的影响，总结出针对不同体质的治疗方法、用药规律等，不仅大大丰富了中医体质理论，而且使之在临床实践中得到了广泛的应用。

明代杰出医家张介宾，号景岳，是温补学派的创始人和代表人物。"体质"一词从"素""质"到"诸家"，再到《景岳全书·杂证谟》一书中首见"体质"一词："矧体质贵贱尤有不同，凡藜藿壮夫，及新暴之病，自宜消伐"。在著作《景岳全书·先天后天论》中明确指出先天及后天因素与体质强弱的关系："故以人之禀赋言，则先天强厚者多寿，先天薄弱者多夭；后天培养者，寿者更寿，后天斫削者，夭者更夭"。他认为体质既禀成于先天，亦关系于后天，因此体质是可变、可调的。《景岳全书·寒热篇》从禀赋阴阳、饮食好恶角度又将体质划分为阴脏、阳脏两种类型："阳脏之人多热，阴脏之人多寒。阳脏者，必平生喜冷畏热，即朝夕食冷，一无所病，此其阳之有余也。阴脏者，一犯寒凉，则脾肾必伤，此其阳之不足也。"张景岳对于小儿的体质特点也提出了新的观点，在《景岳全书·小儿补肾论》中指出"小儿于初生之时，形体虽成而精气未裕"，认为小儿必须依靠后天水谷之精不断充养形体，而水谷之精又要依赖脾胃的消化，故脾胃的盛衰可直接影响小儿的体质发育状况。《景岳全书·小儿则》则再次强调小儿饮食习惯的重要性："小儿饮食有任意偏好者，无不致病。"因此，他在诊治时尤其重视调理小儿脾胃，强调注意保护胃气。诚如《景岳全书·脾胃》云："凡欲察病者，必须先察胃气。凡欲治病者，必须常顾胃气。胃气无损，诸可无虑"。

出生于儿科世家的明代医家万全，又号万密斋，结合祖传幼科经验和个人临证心得在儿科著述甚丰，著有《育婴家秘》《幼科发挥》《广嗣纪要》《痘疹世医心法》《养生四要》等，首创"育婴四法"，即"预养以培其元""胎养以保其真""蓐养以防其变""鞠养以慎其疾"，形成了较为系统的中医儿童保健学的观点。此外，他在钱乙、朱丹溪学术思想的基础上，系统提出"三有余，四不足"的小儿生理病理学说，即"阳常有余，阴常不足，肝常有余，脾常不足，心常有余，肺常不足，肾常不足"。对于小儿"脏腑娇嫩，形气未充"的生理特点，万全认为小儿五脏除形气未充外，又有强弱不均，这一特点较成人时期更明显，故在《育婴家秘·五脏证治总论》中对小儿"心有余"做了阐释："心亦曰有余者，心属火，旺于夏，所谓壮火之气也。"也在《幼科发挥·五脏虚实补泻之法》中补充了小儿"肝常有余"的少阳理论："肝常有余……盖肝乃少阳之气，儿之初生，如木方萌，乃少阳生长之气，以渐而壮，故有余也。"万密斋最早提出小儿"体禀少阳"："春乃少阳之气，万物之所以发生者也。小儿初生曰芽儿者，谓如草木之芽，受气初生，其气方盛，亦少阳之气方长未已。"意思是小儿初生如草木方萌，时刻都处于不断的生长发育中。他还提倡"内外交养，形神兼调，先后天并重，元谷气并摄"的养生原则，在著作《养生四要》中系统提出了"寡欲""慎动""法时""却疾"的养生思想。当时他已经认识到体质的后天调护的重要性，他尤其重视饮食调节对小儿脾胃调护的重要性。万密斋在《育婴家秘·鞠养以慎其疾》中再次强调小儿的特殊体质："小儿纯阳之气，嫌于无阴，故下体要露，使近地气以养其阴。"盖"下体主阴，得寒凉则阳易长，得温暖则阴暗消"在《幼科发挥·小儿正诀指南赋》中认为小儿气血未充、脏腑娇嫩、易虚易实、易寒易热，忌投峻攻，应少用补益，药量宜轻，治疗应首先重视保护胃气："大抵小儿易虚易实，调理但取其平，补泻无过其剂。"

清代出现了对后世影响深远的四大温病学家：叶桂（叶天士）、薛雪（薛生白）、吴瑭（吴鞠通）、王士雄（王孟英）。他们在学术上各有千秋，但都认为温邪的传变与体质是有密切联系的。

叶天士素有"温热大师"之美誉，其诊治外感热病之所以能有桴鼓之效，辨体可谓功不可没，他临证强调体质为先、病证并重，将辨体与辨病、辨证有机结合，形成了"体—病—证"的思维。叶天士强调临证问诊当先辨清体质方能准确抓住疾病本质："平素体质，不可不论"，"诊之大法，先明体质强弱，肌色苍嫩，更询起居，致病因由"，"凡论病，先论体质、形色、脉象，以病乃外加于身也"。其著作《临证指南医案》中"体质"一词出现多达 52 次。他遵循《黄帝内经·素问·阴阳应象大论篇》中"阴阳者，天地之道也，万物之纲纪，变化之父母，生杀之本始，神明之府也。治病必求于本"的指导思想，着眼于天地万物不离阴阳，将体质划归为阴阳两类："治法总宜辨其体质阴阳，斯可以知寒热虚实之治。"他不仅继承了《黄帝内经·素问》从生理角度认识体质的思想，更侧重从病理角度论述体质的差异，如年老者下元亏损、阳明脉衰，治疗上应侧重调补肾阴肾阳和奇经八脉，忌过清过消、妄汗妄下，而小儿脏腑娇嫩，成而未全，全而未壮，治疗上应顾护胃津，慎用攻邪之法。叶天士虽以治疗温病闻名，但他在儿科亦有造诣，对小儿体质也甚为重视。其在著作《临证指南医案·幼科要略》记载："襁褓小儿，体属纯阳，所患热病最多""再论幼稚，阳气有余，阴未充长""幼稚谷少胃薄""婴儿肌肉柔脆，不耐风寒，六腑五脏气弱，乳汁难化""小儿热病最多者，以体属纯阳，六气着人，气皆化为热也，饮食不化，蕴蒸于里，亦从热化矣"，认为"稚龄体质"者脏腑娇嫩，形气未充，最易感受外邪，为纯阳之体，感邪后易化火。除了重视小儿体质，叶天士对老年、妇女体质也有研究。对于老年体质，他总结出三个特点，即"下元精血先亏""肾阳肝阴先亏""高年阳明气乏、阳明脉衰"。对于妇人体质，他认为"女子以肝为先天""女科之病，冲任最要"。叶天士关于偏颇体质以及老年人、小儿、妇人等群体的特殊体质见解独到，与现代临床较为相似，至今仍具有指导意义。

薛生白认为体质强壮者，病邪传变可由表传里，由气到血，以顺传为主，当素体阴液不足时，可发生逆传。正如他在《湿热病篇》所言"中气实则病在阳明，中气虚则病在太阴"，即平素阳旺之体，在感受湿热病邪后，易化热入阳明；而平素阳虚之体，感受湿热病邪后，易化寒入太阴。他强调体质对病邪传变转归的重要性。

吴鞠通在《温病条辨·解儿难》指出"纯阳之体"不可被理解为"盛阳之体"，而应为"稚阴稚阳"之体。他还指出"古称小儿纯阳，此丹灶家言，谓其未曾破身耳，非盛阳之谓，小儿岂盛阳者哉"，认为小儿生机虽旺，但小儿之阳相对于成人之阳为不足之阳，是稚弱未充的。盖"小儿稚阳未充，稚阴未长者也"。同时强调小儿较成人不同，为稚嫩之体，起病急暴，病变迅速，往往卫分未解，已传气分，出现卫气同病，气分之热未解，又窜营分，而致气营两燔，甚至营病及血，营血同病，可出现高热、惊风等急危重症。"盖小儿肤薄神怯，经络脏腑嫩小，不耐三气发泄，邪之来也，势如奔马，其传变也，急如掣电。"

王孟英是晚清著名医家，温病学说到其时代已有相当大的发展，其论温病善辨六气，著有《温热经纬》《随息居饮食谱》《随息居重订霍乱论》等书。他强调饮食调养对体质改善的重要性。其著作《随息居饮食谱》中共收载331种饮食，分水饮、谷食、调和、蔬食、果食、毛羽、鳞介等7类，对每种物品按性味、功效、主治、服法、宜忌等分开阐述，对某些食物加工和食治作用的叙述甚为详细，并强调辨体服用禁忌，如"兰熏，一名火腿，甘咸温。补脾开胃，滋肾生津，益气血，充精髓。治虚劳怔忡，止虚痢、泄泻，健腰脚，愈漏疮。……外感未清、湿热内恋、积滞未净、胀闷未消者均忌。时病愈后，食此太早，反不生力，或致浮肿者，皆余邪未净故耳"，重视食物的性味与人体脏腑阴阳相适应，为饮食调养体质提供了理论依据。

清代名医徐大椿，字灵胎，对体质理论也有重要论述。他在《医学源流论·卷上·病同人异论》中阐述体质与疾病治疗的关系时，从个体的体质强弱、阴阳和地域差异，以及性情、筋骨、肢体、年龄、饮食奉养、心境等方面进行了阐述，说明体质差异性对辨证的重要意义，指出"天下有同此一病，而治此则效，治彼则不效，且不惟无效而反有大害者，何也？则以病同而人异也。夫七情六淫之感不殊，而受感之人各殊。或气体有强弱，质性有阴阳，生长有南北，性情有刚柔，筋骨有坚脆，肢体有劳逸，年龄有老少，奉养有膏粱藜藿之殊，心境有忧劳和乐之别，更加天时有寒温之不同，受病有深浅之各异。一概施治，则病情虽中，而于人之气体，迥乎相反，则利害亦相反矣。故医者必细审其人之种种不同，而后轻重缓急、大小先后之法因之而定"。

清代名医陈念祖，字修园，其著作《伤寒论浅注》经吴谦编修为《订正伤寒论注》，汇总至《医宗金鉴》，其中提到了"邪从体化"的理论，即"六气之邪，感人虽同，人受之而生病各异者，何也？盖以人之形有厚薄，气有盛衰，脏有寒热，所受之邪，每从其人之脏气而化，故生病各异也。是以或从虚化，或从实化，或从寒化，或从热化。譬诸水火，水盛则火灭，火盛则水耗。物盛从化，理固然也"。故当识因人因证之辨，人者为本，证者为标，证随人见。因此，他同样主张辨体施治："素禀之气，由于先天。其脉必长，其人喜劳而恶逸，喜凉而恶热。伤寒及一切杂病，汗、吐、下可以尽量而施，所谓去疾莫如尽是也""素禀之衰，亦由于先天。其脉多短，其人贪逸而恶劳，喜暖而恶凉。伤寒及一切杂病，汗、吐、下斟酌量用之，即解肌、消导、寒润等剂，亦须照顾元气，病势一退，即宜温补"。

清末著名医家章楠，字章虚谷，在著作《医门棒喝》中对体质有诸多精辟论述，他认为："人之体质，或偏于阴，或偏于阳，原非一定，岂可谓之常乎""人身之阴阳，营卫经络脏腑而详辨之"，故主张以营卫气血、脏腑经络的功能状态作为体质分类的依据，将体质分为四类：阳旺阴虚之质、阴阳俱盛之质、阴盛阳虚之质、阴阳两弱之质。医书将形体特征的辨别总结如下："阳旺阴虚之人，形瘦色苍，中气足而脉多弦，目有精彩，饮食不多，却能任劳，每病多火；阴阳俱盛质之人，体丰肌厚，脉盛皮粗，食啖倍多，平时少病、每病多重；阴盛阳虚质之人，体丰色白，皮嫩肌松，脉大而软，食啖虽多，每生痰涎，目有精彩，尚可无妨，如无精彩，寿多不永，或未到中年，而得中风之病；阴阳两弱质之人，形瘦脉弱，食饮不多，目无光彩，神气昏庸者，必多贫夭，常多病"。他亦认为"邪从人化""人体质不一，受邪虽同，而病变不同。""又如火湿合气名暑，人感暑邪，若禀体多火，则暑随火而化燥，禀体多寒，则暑随寒而化湿。此邪之阴阳，随人身之阴阳而变也。"故"治病之要，首当察人体质之阴阳强弱，而后方能调之使安，察之之道，审其形、色、气、脉而已。""病因证状虽同，而禀质强弱不同，则治法自殊。"主张临证治疗时既要考虑邪气的性质及强弱，更需顾及患者体质的不同，治法及遣药组方亦不同。"阴阳俱盛之质，以禀厚能任削伐，须用重药，如大黄、芒硝、干姜、桂附之类，寒热之药，彼俱能受，若用轻药，反不能效也；阴阳两弱之质，不能受大补大泻、大寒、大热之药，宜和平之味，缓缓调之；阴盛阳虚之质，虽病热邪，药不可过寒，更伤其阳，阳微则防其脱，热退须用温补扶阳；阳胜阴虚之质，每病多火，须用滋阴清火”。

清末民国初年，近现代中医学界的泰斗张锡纯在著作《医学衷中参西录》对小儿体质特点提出了新的见解："盖小儿虽为少阳之体，而少阳实为稚阳"，他认为较先前"纯阳"学说与"稚阴稚阳"学说，"少阳之体"更符合小儿体质实际，少阳学说源于《黄帝内经》中的阴阳学说，采用类比法，少阳主春，生发活泼，表现出旺盛的生机，与小儿生机蓬勃如旭日东升、草木方萌的生理特点相吻合。小儿的阴阳平衡中，阳气处于相对主导地位，因此对于小儿，阳气显得尤其重要，此期无论是形体还是五脏都处于快速生长发育阶段，年龄越小其生长发育速度也就越快。

综上所述，明清时期是中医体质理论得到充分发展的时期，也是中医体质理论应用最广泛的时期，但中医体质理论仍需要进一步整合与完善。

五、中医体质学理论体系形成期（20 世纪 70 年代至今）

中医体质学的提出，是在 20 世纪 70 年代，其代表人物是匡调元和王琦。中医体质学说的理论构架自匡调元于 20 世纪 70 年代末提出"体质病理学"理论后逐渐形成，王琦等一批学者随即展开体质学说研究并发表相关论文专著。近年来，众多中医体质学者采用传统与现代科技相结合的手段，对中医体质学进行了深入的理论与临床研究，相继建立中医体质病理学、体质治疗学、体质药物治疗学和体质预防学等各级分支学科。

1977 年，匡调元正式提出了"人体新系设想"，并做了"体质病理学研究"专题讲座，在当时医学界引起轰动。他较为全面系统地论述了中医体质学说，提出了体质病理学的新概念，并根据临证观察提出了新的体质分型，将人体体质分成正常质、迟冷质、燥红质、倦㿠质、腻滞质及晦涩质6种，其中正常质是正常体质，其余5种为病理体质。

1978年，王琦、盛增秀等人明确提出"中医体质学说"概念。中医体质学说是以中医理论为主导，研究人类各种体质特征、体质类型的生理、病理特点，并以此分析疾病的反应状态、病变的性质及发展趋向，从而指导疾病预防和治疗的一门学说。它既是研究人类生命、健康和疾病等问题的相关科学的一个重要组成部分，又是临床医学研究人类体质与疾病、健康关系的新分支学科。这个概念指出现代体质学是研究体质特征与体质结构，体质类型，体质与发病，体质与疾病诊断、辨证、治疗，体质与预防保健等方面的新兴学科。在此基础上先后出版了《中医体质学说》《中医体质学》《体质病理学》《中医体质学高教教材》等相关著作。1982年王琦主编出版的《中医体质学说》，是第一部中医体质学专著，该书的出版奠定了中医体质学研究的理论与实践基础，标志着现代中医体质学说的正式确立。现代中医学已广泛使用的"中医体质"，是指在人体生命活动过程中，在先天禀赋和后天获得的基础上所形成的形态结构、生理功能和心理状态方面综合的、相对稳定的固有特质；是人类在生长、发育过程中所形成的与自然、社会环境相适应的个性特征；表现为结构、功能、代谢以及对外界刺激反应等方面的个体差异，对某些疾病的易感性，以及疾病传变、转归中的某种倾向性。它具有个体差异性、群类趋同性、相对稳定性和动态可变性等特点。中医体质学的创立，开启了中医体质现象研究的新篇章，中医体质学理论体系得以构建。

继王琦之后，当代经方大家黄煌也提出了自己独特的体质理论，强调体质为本，证候为标，当首重辨别体质，不同体质是临证用方的基础。其受清代叶天士体质辨证思想的影响，对其进行了总结，具体又分为六种体质类型即木火质、湿热质、肝郁质、阴虚质、阳虚质、脾弱质。湿热体质在叶天士医案中较为多见。这与其所处南方的环境、气候、人群特征等有关。他的著作中多次提到"吾吴湿邪伤人"。湿热体质的特征多表现为形盛体丰、面垢油亮、眼筋红黄、痰黏浊，大便燥结，多发痈疽、痔疡或肢末易有疮疾，多见于平素喜食甘肥厚味酒肉者。南方特定的环境与气候决定了其湿邪伤人的特征，但湿邪日久易耗伤阳气，故可见阳虚体质，其表现为形躯丰溢、色柔白、肌腠疏松、脉微小，畏寒怯冷，大便滑泄，腰脊疼痛。叶天士生活的年代适逢康乾盛世，人民生活较为富足。饮食自倍，肠胃乃伤，脾虚患者也不乏其人。脾虚体质的特征往往为形瘦色黄而枯，疲惫倦怠，胃弱少纳，腹胀便溏，气短自汗，浮肿，脉弱，多见于过劳、失血、饮食不调之人。脾土不能涵养肝木，故可见肝郁体质。肝郁体质可见精神抑郁、情绪不宁、胸闷胀满、胁肋胀痛、痛无定处、脘闷嗳气、不思饮食、大便不调、月经不调、痛经、乳胀痛等表现。肝郁化火，故可见木火体质，其特征常为面色苍赤，形瘦而肌肉坚实，善怒喜动，能食，咽痛声嘶，易咳逆咯血，脉实，多见于少壮之人。阳虚亦可伤阴，形成阴虚体质，阴虚体质的特征可为形瘦，脉虚细或左脉坚搏，口燥咽干，手足心热，暮夜火升，口糜，梦遗，舌红赤，春夏病甚。常见有纵欲伤精或失血史者。此外，黄煌对柯韵伯以方名证、因方类证思想及日本一贯堂医学的体质论进行了研究，发现某些药物与特定体质有对应关系，提出"药人"与"方人"体质学说。其体质学理论的形成，充分运用了取象思维、方证对应、腹证诊察等方法，使中医体质学理论呈现出"以人为本"的基本特征，充分体现出中医学整体观念的基本特点。"药人"有"桂枝体质""麻黄体质""柴胡体质""大黄体质""黄芪体质""半夏体质""人参体质""当归体质""芍药体质"等。"方人"有"大柴胡汤体质""温经汤体质""桂枝茯苓丸体质""三黄泻心汤体质""炙甘草汤体质""黄芪桂枝五物汤体质""桂枝加龙骨牡蛎汤体质"等。

2009 年 4 月 9 日，中华中医药学会正式发布《中医体质分类与判定》，该标准按照定义、体质特征、成因进行体质类型表述，基于形体特征、常见表现、心理特征、发病倾向、对外界环境的适应能力五个方面中的特征表述，将体质划分为平和质、气虚质、阳虚质、阴虚质、血瘀质、痰湿质、湿热质、气郁质和特禀质 9 种。《中医体质分类与判定》是我国第一部指导和规范中医体质研究及应用的技术性文件，为体质辨识及与中医体质相关的疾病防治、养生保健、健康管理提供了依据，为实施个体化诊疗提供了理论和实践支持，实现了体质分型标准化、规范化，确立了统一规范的体质分型系统。

成人的体质分型多参照王琦的"九分法"，但小儿具有独特的生理和病理特点，与成人体质存在差异，"九分法"存在一定局限性。目前关于小儿体质的分型尚缺乏统一公认的体质标准，体质分类方法繁多，现将近年来我国学者关于中医小儿体质分型调查研究归纳如下：

皇甫燕对 732 例 3~12 岁小儿进行中医体质调查，以形舌、脉、证作为依据，结合八纲脏腑的理论加以归纳，将小儿体质分为正常型、脾胃虚弱型、肝肾不足型、肾气不足型、血虚型五种体质。

朱永芳以四诊合参作为体质分型手段，结合中医的寒热、虚实、气血、神色、形态等基本理论，认为小儿体质类型可分为正常体质、燥热羸瘦质、虚冷瘦弱质、腻滞肥胖质、晦涩浮胖质、倦怠萎软质六种体质。

王明明观察 120 例出生 3 天以内的正常新生儿的神态、呼吸、哭声、吮吸、皮肤、毛发、肌肉、面唇、双目、双耳、指甲、乳房、四肢、足纹、生殖器、二便等，根据五脏所主，从脏腑禀赋角度出发将新生儿体质类型分为 7 型：正常质、脾禀不足质、肾禀不足质、肺禀不足质、心禀不足质、肝禀不足质、胎热质，认为新生儿的体质是由先天因素决定的，与父母的体质类型密切关联。正确识别新生儿的体质类型对喂养保健、预防诊治疾病具有重要指导意义。

苏树蓉等通过观察 1061 例小儿形色、功能及心理等日常特征，从阴阳消长结合五脏，将小儿体质分为均衡质（阴阳相对均衡）与不均衡质（阴阳相对不均衡）两大类，而在不均衡质中又具体分为肺脾质（阳多阴少型）、肺脾质（阴多阳少型）、脾肾质（阳多阴少型）、脾肾质（阴多阳少型）。均衡质是健康体质状态，不均衡质则是潜在着某种病理倾向和对某种疾病易感，但并不一定是病态。发挥"因质制宜"儿童保健理论，促使不均衡质向均衡质转变，对保证人口质量有重要意义。

李燕以四诊合参为手段，对 225 例足月健康新生儿进行体质分型观察，结果发现足月健康新生儿存在三种体质：阴阳平和质、阳盛质、阴盛质。

陈立翠按照中医辨质论食理论，以四诊合参为体质分类原则，通过长期临床观察，认为小儿体质可分为正常质、阴虚燥红质、阳虚迟冷质、痰湿腻滞质、气血两虚倦怠质、阳盛质等六种类型。人的体质与先天遗传有关，具有客观性，但亦受到饮食习惯等多种因素的影响，具有主观可变性，因此小儿饮食调养应辨质论食、因质而食，纠正小儿偏食、择食、贪食的不良习惯。

温振英等按照中医阴阳为纲的理论，结合小儿脾常不足的生理特点，以舌象、脉象、面诊和询问食、便、汗等为基础，对 2030 名幼儿园儿童进行体质调研，结果发现 34.88% 为阴阳平和型，13.59% 为滞热型，25.52% 为脾胃气虚型，13.99% 为脾胃阴虚型，12.02% 为脾胃气阴两虚型。

孙艳淑认为处于不同生长发育阶段的小儿，形态结构、功能特征、心理状态、发病特点和病证规律都不同，小儿体质研究应划分为新生儿—婴儿期、幼儿—学龄前期、学龄期三个阶段。根据新生儿—婴儿期生理病理特点，笔者将此阶段的小儿体质类型划分为 7 型：平和质、肺虚质、脾虚质、肾虚质、痰湿质、内热质、特禀质。

郑军等以阴阳、气血、脏腑辨证为纲，结合小儿"脾常不足"的生理特点，通过观察 2030 例 3～7 岁健康儿童体型、饮食、二便、出汗量、活动量、面色、舌苔等来划分健康儿童体质类型，调查显示健康儿童中存在虚实体质类型差异，35% 为阴阳气血平和型体质，26% 为脾胃气虚型体质，14% 为脾胃阴虚型体质，12% 为气阴两虚型体质，13% 为滞热型体质。

张吉仲在古代前贤与现代专家论述的基础上，结合临床观察，根据小儿的形体、情性、嗜食、二便、舌苔和临床易患病证情况，将小儿体质分为平和质、阳热质、痰湿质和不足质四类。

高树彬依据阴阳五行、脏腑、气血津液、体态等理论，以五脏为中心，结合有余与不足，气血阴阳和病理产物如痰湿淤血等方面，将小儿体质划分为正常质和偏颇质二大类。认为小儿体质状况是小儿发病的基础，是疾病发生的内因。

殷瑛等根据脏腑学说，针对0~3岁婴幼儿提出"两体论"小儿体质学说，具体包含两个含义：其一，将小儿体质总体分为两大类，平和体质和偏颇体质；其二，在偏颇体质中再分为心肝有余（热体）和肺脾不足（寒体）两类。

潘佩光认为0~6岁儿童常见中医体质可分为生机旺盛质、脾虚质、积滞质、热滞质、湿滞质、心火偏旺质和异禀质7型。

黄航宇认为影响小儿体质的因素有先天禀赋、地域环境、喂养起居、疾病与治疗等，从阴阳气血的盛衰结合五脏禀赋划分小儿体质类型，可分为均衡型、阴虚型、阳虚型、湿热型、特异质五型。

孙辉等以"纯阳之体""稚阴稚阳""少阳之体""五脏有余不足"为基础，结合四诊合参以及疾病发生易感性和倾向性等，将小儿体质分为常态及偏态两大类，偏态又分为肺弱、脾弱、肾弱、肝旺、心火5型。

林湘屏通过文献回顾、预调查、专家访谈，考虑到婴幼儿本身特点，确定正常质、脾气不足质、痰湿质、脾阴不足质、内热质作为小儿体质分型并制定分类标准。

马书鸽对1000例1~12岁健康儿童进行体质调查，总结显示平和质占4.5%，阴虚质占50.3%，气虚质占35.2%，痰湿质占20.2%，实热质占67.8%，特禀质占6.1%，其中兼具2种以上体质的占85.6%，脾虚肝旺为33.7%，气阴两虚质占24.1%，气虚痰湿质占14.8%，脾虚湿热质13.0%。

林丽丽等认为小儿个体化体质分型仍应在气血阴阳、五脏不足或有余的基础上，根据不同年龄段及小儿个体差异进行划分，具体可概括为肺脾肾不足、阴多阳少质，心肝有余、阳多阴少质，血瘀质及特禀质四大类。其中肺脾肾不足、阴多阳少质可分为痰湿易化寒体质、阳虚体质及气虚体质。心肝有余、阳多阴少质可分为痰湿易化热体质、阴虚体质。

王亚君等从总体特征、形体特征、常见表现、心理特征、发病倾向方面进行归纳总结，将小儿体质分为均衡型、肺脾气虚型、脾虚湿盛型、心肝火旺型、脾胃伏火型、阴虚型、肝肾亏虚型、特禀型。

魏毅认为小儿体质应根据生长发育的不同阶段所表现出的不同形态结构、功能特点、心理状态、发病规律等划分为若干阶段，在每个阶段中再总结出其体质，根据中医辨证论治的理论体系，将小儿体质分为正常质、偏颇质两类，偏颇质又可分为肺气虚质、脾气虚质、肾气虚质、心血虚质、肝血虚质、脾虚湿滞质、脾虚肝旺质、痰湿内蕴质、阴虚内热质九类。

徐荣谦教授根据"天癸"的来临和离去表现出显著的阶段性标志，分析人各期的生理、心理的发展变化，用以区别儿童、青壮年和老年的生理特点。提出"三阳学说"，即儿童阶段的"少阳体态"、青壮年阶段的"太阳体态"、老年阶段的"夕阳体态"。在古代医家对于"少阳学说"和王琦教授的 9 种体质学说的基础上，提出儿童 9 种体质，包括健康儿童的"平和质"以及儿童"亚健康状态"的 8 种类型。"亚健康状态"包括偏肺虚质、偏脾虚质、偏肾虚质、偏肝亢质、偏阳热质、偏阴虚质、偏怯弱质、特敏质。

中医体质理论体系经过不断发展和完善，从学科范畴、理论方法与临床运用等方面进行系统研究，初步形成了中医体质学的学科体系，并被纳入中医医学研究领域之中而成为中医学理论体系的一个重要组成部分，有力地促进了中医学理论及临床的发展。

2011 年国务院颁布《中国儿童发展纲要（2011-2020 年）》提出儿童发展的主要目标和策略措施："加强儿童健康相关科学技术研究，促进成果转化，推广适宜技术……"在新形势下，积极探索有利于儿童健康发展与疾病防护的科学技术十分必要，而运用现代科学技术与中医"治未病"思想相结合以促进儿童的健康发展更是时代的要求。

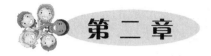

中医关于儿童体质形成与影响因素的认识

儿童体质是在先天禀赋和后天各种外在因素及自身调节的基础上形成的阴阳消长的特殊状态。儿童体质的形成主要受先天因素和后天因素的影响。先天形成的体质是儿童体质的基础，同时它会在后天因素的影响下发展变化。正确认识儿童体质形成的影响因素，有助于我们更好地养护不同体质的小儿。本章就对影响小儿体质形成的先天因素和后天因素做简要探讨。

第一节　先天因素

儿童体质秉承于先天，具有遗传性及相对稳定性，因此在儿童体质的形成过程中，先天因素起着非常关键的作用，奠定了体质的"基调"。影响体质形成的先天因素主要有先天禀赋、婚育种子、胎养胎教、性别年龄等。

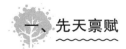

一、先天禀赋

《黄帝内经·灵枢·经脉》载："人始生，先成精，精成而脑髓生，骨为干，脉为营，筋为刚，肉为墙，皮肤坚而毛发长。"人之始生，与父母的精、神、气、血密切相关，子代承袭了父母的特质，构成了自身在体质方面的基础，中医学把人出生前从父母处所获得的一切统称为先天禀赋。先天禀赋是体质形成的基础，是先天体质强弱的前提条件。盖《黄帝内经·灵枢·决气》载："两神相搏，合而成形，常先身生，是谓精。"形体结构是体质的形态学基础。先天禀赋的状况与父母生殖之精的优劣密切相关，父母之精的质量又与父母自身体质、父母生育年龄、母亲妊娠情况以及养胎、胎教等诸多因素有关。《黄帝内经·灵枢·天年》又载："人之始生……以母为基，以父为楯"。《幼科发挥·胎疾》亦记载："子与父母，一体而分。"父母的生殖之精相结合形成胚胎，胚胎禀受父母的先天之精，依赖母体气血的濡养而不断发育成熟，最终形成了人体。因此，子代的体质是以父母生殖之精为基础的，而父母生殖之精的盈亏盛衰和体质特征对子代禀赋的厚薄强弱具有重要影响。《论衡·气寿》指出："夫禀气渥则其体强，体强则其命长。气薄则其体弱，体弱则命短，命短则多病，寿短。"通常父母健壮，五脏六腑气血充盛，肾精充足，则子代也多健壮，寿命较长；反之，父母孱弱，五脏六腑气虚血少，肾精不足，则子代也多孱弱，寿命较短。而父母的体质状况与其年龄相关，体质伴随着年龄的变化呈动态性。一般而言，青壮年时期精气充盛，在最佳的年龄结婚生子，所生子代强健，反之，若过早生育或年老精衰生子，相对肾精不足，虽育但弱。父母血缘关系的远近也会影响子代的体质。近亲结婚有可能会出现子代体质缺陷，因此为提高人口质量，我国法律已明文规定禁止近亲结婚。父母所赋予的特定体质往往是根深蒂固的，在后天同等的生活条件下，人的体质强弱主要取决于先天禀赋，小儿先天禀赋不足往往会影响其生长发育，导致体质相对偏弱。

二、婚育种子

《黄帝内经·素问·上古天真论》载："女子七岁，肾气盛，齿更发长。二七，而天癸至，任脉通，太冲脉盛，月事以时下，故有子。三七，肾气平均，故真牙生而长极。……丈夫八岁，肾气实，发长齿更。二八，肾气盛，天癸至，精气溢泻，阴阳和，故能有子。三八，肾气平均，筋骨劲强，故真牙生而长极。"《褚氏遗书·问子》指出："合男女必当其年，男虽十六而精通，必三十而娶；女虽十四而天癸至，必二十而嫁，皆欲阴阳完实，而后交合，然后交而孕，孕而育，育而子坚壮强寿。"以上说明男"二八"、女"二七"天癸至，就具备了生殖能力，这个阶段阴阳交合就有可能孕育，但并不提倡过早结婚，也不可晚婚，男婚女嫁应当及时，男女"肾气平均，真牙生而长极"阶段标志着男女生殖功能发育成熟，这时考虑婚嫁大事为宜。诚如《礼纪·曲礼》所言："男子二十而冠……三十而有室始得理男事……女十有五年而笄，二十而嫁。"周礼强调男子20岁成年，30岁娶妻成家，女子15岁成年，20岁嫁人。汉朝名儒班固在《白虎通·嫁娶》中进一步阐明男女阴阳变化与自然界阴阳变化密切相关，最佳婚育年龄应符合中医天人相应的理念："男三十，筋骨坚强，任为人父；女二十，肌肤充盛，任为人母。合为五十，应大衍之数，生万物也"。由此得出最佳婚育年龄男子应在24～32岁，女子应在21～28岁。《妇科玉尺·求嗣》云："男子以精为主，女子以血为主。阳精溢泻而不竭，阴血时下而不愆，阴阳交畅，精血合凝，胚胎结而生育滋矣。"选择最佳的生育年龄，同时也应保证父母精血充盛，备孕期间应益精养血，劳逸结合，戒烟酒，慎饮食，畅情志，谨用药，做到优生优育方能孕育出体质强健的后代。

三、胎养胎教

母体妊娠时的饮食、起居、疾病与用药对小儿体质的形成十分关键。孕期母体的健康状况直接影响胎儿的生长发育，从而决定其出生后的体质状况。朱丹溪在《格致余论·慈幼论》中已经认识到母子体质的胎传关系："儿之在胎，与母同体，得热则俱热，得寒则俱寒，病则俱病，安则俱安，母之饮食起居，尤当慎密。"胎儿与母体通过脐带血脉相连，母体是胎儿生长发育的场所，母体的脏腑阴阳、气血盛衰均会对其产生影响。因此后世医家强调养胎、护胎和胎教的重要性。如《幼科折衷·卷下》所言："在胎之时，母失爱护，或劳动气血，饥饱失时，冷热相制，忧愁惊怖，以致损伤胎气，故降生之后，便有胎热、胎寒、胎惊者，诸病生焉。"清代陈复正在《幼幼集成·护胎》中同样认为母体在妊娠期间所受的不良影响可传之于胎儿："胎成之后，阳精之凝，尤仗阴气护养。故胎婴在腹，与母同呼吸、共安危，而母之饥饱劳逸、喜怒忧惊、食饮寒温、起居慎肆，莫不相为休戚。"胎传体质的产生，主要与孕母的身心状况息息相关，孕母胎养不当是产生病理性胎传体质的根本原因，如孕期营养摄入不足，会影响气血化生和脏腑功能，进而影响到小儿体质的形成。因此孕母应外避六淫，饮食适宜，起居得当，情志调畅，重视养胎、护胎、胎教，则"胚胎造化，形气相资，具天地之性，集万物之灵，阴阳平均，气质完备，咸其自尔"。

四、性别年龄

体质学说认为最基本的体质类型可分为男性体质与女性体质两大类。中医学理论认为男为阳，女为阴，故而男性多禀阳刚之气，体魄健壮魁梧，脏腑功能相对较强，性格多偏于外向、粗犷、心胸开阔，适合强度高的体力劳动；而女子多禀阴柔之气，形体纤瘦苗条，脏腑功能相对较弱，性格多偏于内向、安静、细腻、敏感。男女因身体形态、脏腑功能、遗传性征、生理功能、心理特征的差异而体质有别。男子以肾为先天，以精气为本，故多用气，因而易伤精耗气，出现气虚质；女子以肝为先天，以阴血为本，故多用血，因而易伤血动血，出现血虚质。就个体而论，体质亦随着年龄的变化而变化，儿童处于生长发育的早期阶段，为稚阴稚阳之体，其体质特点为阴阳、气血、脏腑幼嫩稚弱，形气未充，易寒易热，易虚易实。不过小儿发育迅速，体质随着年龄增长呈现渐趋加强之势态，至青年时期气血阴阳充实，形体长成，脏腑完固，则体质强盛。

第二节 后天因素

　　小儿体质是以五脏为中心的形态结构、功能活动、精血津液等生命基础要素的总和，成形于先天，得养于后天，由先天禀赋与后天发育共同构筑而成，是经历较长时期形成的一种相对稳定的生理、心理特质。因此小儿体质的发育与定型，还受到后天各种因素的影响，如环境、饮食喂养、精神情志、疾病药物、起居劳逸等。这些因素对体质的形成、发展和变化起到重要作用。

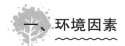一、环境因素

　　人生活在自然界中，自然界的运动变化直接或间接地影响着人体，人体也随之发生相应的变化，中医学称为"天人合一"。人既有自然属性，又有社会属性，与自然环境、社会环境密切相关。我们应注重人与自然环境、社会环境之间的统一性和联系性。

（一）自然环境

　　自然环境通常指地理环境，是气候、地理、土壤、水火、动植物等有机结合的自然综合体。地域有南北高低之分，气候有寒凉刚燥和温暖潮湿之异，奉养有膏、粱、藜、藿之区别，四方风土各异，人之禀受亦殊。不同地域人群的饮食结构、居住条件、生活方式、社会民俗等深受自然环境的影响，各自形成了与其生存环境条件相协调的自我调节机制和适应方式，从而产生并形成了不同自然条件下的体质特征。诚如"方土有别，远迩高卑，而疾之盛衰，人之强弱因之矣"，辨地域识体质，即所谓因地、因人制宜，生活在不同地域的人的体质状态有所不同。《黄帝内经·素问·阴阳应象大论》对此早有阐述："东方生风，风生木，木生酸，酸生肝，肝生筋，筋生心，肝主目。其在天为玄，在人为道，在地为化。……

南方生热，热生火，火生苦，苦生心，心生血，血生脾，心主舌。其在天为热，在地为火，在体为脉，在脏为心，在心为赤……中央生湿，湿生土，土生甘，甘生脾，脾生肉，肉生肺，脾主口。其在天为湿，在地为土，在体为肉，在脏为脾，在色为黄……西方生燥，燥生金，金生辛，辛生肺，肺生皮毛，皮毛生肾，肺主鼻。其在天为燥，在地为金，在体为皮毛，在脏为肺，在色为白……北方生寒，寒生水，水生咸，咸生肾，肾生骨髓，髓生肝，肾主耳。其在天为寒，在地为水，在体为骨，在脏为肾，在色为黑。"方域不同，气化各有偏盛，居民体质受其影响也各有禀赋差异，如《黄帝内经·素问·五常政大论》载："是以地有高下，气有温凉。高者气寒，下者气热，故适寒凉者胀，之温热者疮，下之则胀已，汗之则疮已。"王琦等人根据《黄帝内经·素问》归纳出五方方域与体质禀赋的相关性（表 2-1）。

表 2-1　五方方域与居民体质形成关联表

方域	太虚气化			地理风情		居民体质
	五质	五气	五化	地物	民情	
东方之域	木盛	风胜	始生	鱼盐之地，海滨傍水	食鱼而嗜咸，皆安其处，美其食	热中，胜血，黑色疏理
南方之域	火盛	热胜	长养	阳盛，地下，水土弱，雾露之所聚	其民嗜酸而食胕	致理而赤色，经络痹滞
中央之域	土盛	湿胜	化物	地平以湿	其民食杂而不劳	气血逸滞，肢体痿软
西方之域	金盛	燥胜	收引	金玉之域，沙石之处，水土刚强	陵居而多风，不衣而揭荐，华食	脂肥，表气坚实
北方之城	水盛	寒胜	闭藏	其地高陵居，风寒冰冽	其民乐野处而乳食	脏寒，腑满

后世众多医家皆曾论及方域与体质的关系，朱丹溪曾提道："西北之人，阳气易于降，东南之人，阴火易于升。"徐灵胎在《医学源流论·五方异治论》提道："人禀天地之气以生，故其气体随地不同。西北之人，气深而厚……东南之人，气浮而薄。"结合表 2-1 及我国地理气候类型可以分析得出：我国南方多湿热，北方多

寒燥，东部沿海为海洋性气候，西北内陆为大陆气候，西北气候严寒，阳气内藏，体质多壮实，腠理多致密；东南气候温热，阳气易外泄，耗伤阴液，体质较为柔弱，腠理偏稀疏。北京及冀中平原一带为典型的北温带半湿润大陆性季风气候，夏季高温多雨，冬季寒冷干燥，春季、秋季短促，冬季寒冷漫长，若阳气不能收藏于内，易为寒气所伤，易感寒邪而病，体质多为阳虚或气虚。东北地区地处欧亚大陆东岸、中纬度地区，属于温带大陆性季风气候区，境内雨热同季，雨量不均，日照丰富，冬季长且寒冷，阳气藏于内，御寒于外，受地形环境及运输影响，饮食多为腌制之物，多食咸物，而易伤血，阴亏于内，阳气不能内藏，外伤于寒，则易生肺系之疾，以气虚及阴虚者多见。中东部地区多为平原，为我国重要的农业产区，物产丰富，饮食不知节制，易损伤脾胃，脾胃为土，土虚不能生金，肺气则虚，卫气不足，则易外感六淫邪气，小儿脏腑娇嫩，以肺脾气虚多见。华南地区处亚热带沿海，北回归线从中南部穿过，属海洋性亚热带季风气候，温暖多雨，光照充足，夏季长，霜期短，气候温热，则阳气浮于外，而内里虚寒，降雨充沛，则湿多易困脾，脾虚则肺气亦虚；或因天气湿热，人多喜食辛辣温热之物；湿热内结，耗气伤津，遂成气阴两虚之证。故以肺脾气虚质、内热质、阴虚质为主。

叶天士曾言"吾吴湿邪害人最广"，因其地处江南，属亚热带季风海洋性气候，四季分明，雨量充沛，水网星罗棋布，易犯湿邪，聚湿成痰，易成痰湿体质。长江中下游平原地区鱼、虾、蟹等水产丰富，饮食偏甜，易致脾运失健，触动伏痰，肺气蕴郁。小儿肺、脾、肾三脏不足，凡寒温失调，饮食偏嗜，烟尘异味均可诱发肺、脾系疾病，以肺脾气虚质、湿滞质、积滞质及异禀质等多见。《温病条辨·解儿难》言："医也者，顺天之时，测气之偏，适人之情，体物之理。"

（二）社会环境

社会环境是人生存及活动范围内的社会物质、精神条件的总和，包括社会心理、政治、经济、文化行为和生活方式等。与自然环境不同，它是人类活动的产物，有明确、特定的社会目的和社会价值，包括社会的物质环境和精神环境。人是社会的组成部分，社会的发展变迁，使人类的生存环境、生活习惯、社会习俗、饮食结构等呈现多元特征，社会环境因素的变动，特别是社会的进步与落后、安定与动乱，个人的富贵与贫穷，都直接或间接地影响着人体的健康。因此人的体质状态与社会环境也有一定的关系，不同历史条件下人的体质也就自然表现出与其所处时代相适应的变化趋势。比如社会动荡时期，生活极不安定，饥饱无度，生于饥荒年代的儿童易形成脾胃虚弱的体质特征，体质远不如安定社会环境中成长起来的儿童。

二、饮食喂养

　　脾胃为后天之本，后天培养的饮食习惯对体质的形成有重要影响。出生后 6 个月内，排除喂养禁忌，我们大力提倡母乳喂养，"盖乳者，血所化也，血者，水谷之精气所生也""乳者，化其气血，敷养肌肤，百脉流和，三焦颐顺，身肢渐舒，骨力渐壮。三周所庇，一生为幸"。母乳较乳制品，含有更多促进婴儿生长发育的营养物质和免疫因子，对增强免疫力，促进婴儿体格、智力发育大有裨益。随着婴儿月龄增长，到 8~12 个月时，婴儿的消化、咀嚼功能日趋完善，母乳已不能满足其生长发育的需求，加之逐渐添加辅食（表 2-2），婴儿此时能完全适应非流质饮食，可视具体情况及时断奶。科学的饮食习惯，合理的膳食结构，均衡的营养摄入可增强儿童的体质，调摄适宜者可弥补先天不足，使体质由弱变强，渐使偏颇体质转变为平和体质。反之调摄不当者，纵先天禀赋充足，也会耗伤机体，使体质由强转弱。当代社会，在优生优育政策下，有些父母溺爱孩子，缺乏正确的小儿养护知识，不辨小儿体质，导致膳食营养结构不合理，甚至滥用营养保健品，常常出现小儿饮食偏嗜、失宜，影响脾胃功能，造成阴阳气血失衡，体质也随之发生不良改变。若长期饮食偏嗜，膳食结构失宜，机体营养不均衡，脏腑阴阳气血偏盛偏衰便会形成偏颇体质；若长期营养摄入不足，气血生化乏源，则易出现营养不良，甚至疳证，体质虚弱明显；若长期摄入过多，饱食无度，超出脾胃的受纳运化能力，内伤蕴湿生痰，形成痰湿体质，即湿滞质，肥甘厚腻日久化火伤阴，可损伤脾气、胃阴，导致脾虚、气虚、阴虚体质。

表 2-2 辅食添加顺序表

月龄	辅食主要品种
1~3 个月	鱼肝油滴剂、维生素 AD 滴剂
4~6 个月	鲜果汁、菜汁、蛋黄、米糊、稀粥、鱼泥、豆腐、菜泥、水果泥、豆浆
7~9 个月	烂面、馒头片、水果片、饼干、碎菜、鱼、蛋、肝泥、肉末、豆腐
10~12 个月	细面、稠粥、软饭、全蛋、馒头、碎菜、面包、饺子、水果、碎肉、油、豆制品等
添加辅食原则：由少到多，由稀到稠，由细到粗，由一种到多种，循序添加，以清淡为主，不加调味品，尽量减少糖、盐、油的摄入，注重饮食卫生和进食安全，定期监测体格指标，追求健康生长。	

注：参考《儿童喂养与营养指导技术规范 2012》与《中医儿科学》（第 9 版）。

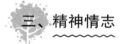

三、精神情志

体质是情志产生的生理基础，人体的精神状态、情志活动以脏腑精气为物质基础，是脏腑气血盛衰于外的征象。正常的情志活动被称为"七情"，主要包括喜、怒、忧、思、悲、恐、惊。一方面，人体的体质特征体现在脏腑气血的功能表现上，情志失于调畅可影响气血津液正常运行而内伤五脏精气，不良的情志活动持续不解，长期作用于人体，势必会影响脏腑功能，使阴阳气血功能失调，从而影响个体的体质。另一方面，从现代生理学角度来看，人的情感活动是以生理活动为基础的，由内外环境的客观刺激引起，同时可随着刺激的性质变化而改变，因此情绪活动在一定程度上可调节机体的生理功能、心理反应。如果超出人体生理活动调节的范围，可影响人体的消化系统、循环系统、内分泌系统、免疫系统、神经肌肉等各个系统，从而影响体质。由于儿童的神志发育相对于成人未趋成熟，对周围环境的认识角度也不同于成人，故七情为病相对少于成人。但儿童也同样有自己丰富的精神情感活动，且随着神志发育的日趋完善，五志渐全，七情皆有，亦可七情过极而致病。如五志过极易化火，日久可出现心火偏亢质、热滞质。又如忧思悲恐过度，可使脾胃气机升降失衡，易出现脾虚质、积滞质、湿滞质。现代研究表明，免疫系统与精神情志活动改变具有相关性，不良的精神情志刺激可影响神经递质和激素水平，进而使免疫力下降，严重时则可诱发机体出现超敏状态，出现异禀质。因此精神情志活动是保证良好体质的重要因素，贵在调和，不宜太过。情志调和，则气血调畅，脏腑功能协调，体质强健。反之，过于强烈的情志刺激或持续不解的情志活动，会超出机体的生理调节能力，导致脏腑功能失衡或精气受损，对体质产生不良影响。因此，保持积极良好的精神状态有益于形成良好的体质。

四、疾病药物

疾病与药物能损伤正气，破坏机体阴阳平衡，从而改变人的体质。常言道："久病多虚。"疾病的产生、发展、传变、转归的过程是人体正邪抗争的过程，正邪斗争日久可通过损伤人体正气，使得脏腑失和、气血阴阳失调、体质亏损，从而改变机体体质状态。相对于成人，小儿少见一些重病、恶病及慢性病，但一些反复发作的疾病并不少见，如反复呼吸道感染、支气管肺炎、哮喘、泄泻等，若治疗不当或病后调理失当可改变儿童体质。若长期使用寒凉药物攻伐伤正，可损伤脾阳，不及时调养可致阳虚体质。若小儿处于病祛正虚邪恋阶段，体质尚未完全恢复，此时滥用补益药物，脾运难复，日久可生痰湿，形成脾虚质、湿滞质。但对于一些特殊的疾病，如麻疹、水痘等传染病，痊愈之后可终身免疫，抵抗力增强。吴鞠通于《温病条辨·解儿难》中指出："其脏腑薄，藩篱疏，易于传变；肌肤嫩，神气怯，易于感触。其用药也，稍呆则滞，稍重则伤，稍不对证，则莫知其乡，捉风捕影，转救转剧，转去转远。"小儿为稚阳未充、稚阴未长之体，具有脏腑娇嫩、成而未全、全而未壮、变化迅速、易寒易热、易虚易实的特点，脾胃功能较弱，不任攻伐及苦寒辛烈之品，不耐温腻滋补之药，倘若不分寒热，妄投攻下或补益，以致久治不愈、迁延伤正，易引起体质的变化。盖"小儿气血未充，一生盛衰之基，全在幼时，此饮食之宜调，而药饵尤当慎也"。

五、起居劳逸

《黄帝内经·素问·上古天真论》提道："法于阴阳，和于术数，食饮有节，起居有常，不妄作劳。"人应与天地相参，与日月相应，效法天地的运行规律，与四时更迭保持同步，遵循"日出而作，日入而息""春夏养阳，秋冬养阴""春生，夏长，秋收，冬藏""春季补肝，夏季强心，长夏健脾，秋季润肺，冬季补肾"等顺时养生准则以外养四肢百骸，内养五脏六腑。起居作息要有常度，符合自然界阳气消长、昼夜节律及人体生理的规律，春夏宜夜卧早起，秋季宜早卧早起，冬季宜早卧晚起，做到规律进食，按时休息。无论是进行脑力劳动还是进行体力劳动，均不可超过身体能够承受的最大限度，不透支体能和精力，只有使自己的精神与身体协调和谐，方能"形与神俱"。此外，适度的劳作或体育锻炼能强壮筋骨、通利关节、调和气血，在一定程度上能增强甚至改变体质，促进身心健康。适当的休息，可消除疲劳，恢复脑力和体力，维持人体正常的功能活动。起居有常、劳逸有度可保持良好的体质。过度的劳作易耗伤筋骨和气血，日久脏腑气血亏虚，形成虚性体质。而过度安逸，四体不勤，养尊处优，则可使筋肉松弛、气血运行不畅、脾胃功能减退，易形成脾虚痰瘀质。

综上，儿童体质秉承于先天，受制于后天。先天、后天多种因素构成影响儿童体质的内外环境，儿童在诸多因素的共同作用下，形成不同的体质特征。

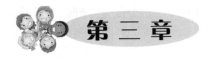 第三章

儿童中医体质类型的辨识

　　儿童体质与先天禀赋及后天喂养、调护、教育及环境等因素密切相关。此外，疾病也是影响儿童体质的重要因素，不仅会阻碍儿童的生长发育，也会影响其心智。儿童是民族的未来与希望，儿童体质强壮，身体健康，是民族强盛的必要条件。因此通过中医辨识调护儿童体质，具有重要意义。儿童具有其独特的生理和病理特点，与成人体质存在差异，目前，儿童体质分类尚缺乏统一标准，体质分类方法繁多。基于儿童生理和病理特点及文献研究，综合临床经验，我们认为脾虚质、积滞质、热滞质、湿滞质和异禀质多见，与潘佩光教授研究的中医儿童体质分型相似，为此，现将儿童中医体质分为7型：生机旺盛质、脾虚质、积滞质、热滞质、湿滞质、心火偏旺质、异禀质，具体归纳如下。

第一节　生机旺盛质

　　定义　即正常的体质状态，生长发育正常，智力发育良好，精神状态良好，不易患病，即使发病也易趋康复的体质状态。

　　成因　先天禀赋充足，后天喂养得当。

　　特征　形体方面：形体匀称，体型匀称，发育正常，身高体重均达同龄标准。心理方面：性格和顺，情绪稳定，从容稳重，精神健旺，心情愉悦，生机勃勃，智力发育良好。常见表现：平素精力

充沛，活泼强健，呼吸和畅，语声清晰洪亮，皮肤柔嫩，毛发润泽，面色红润有泽，目光有神，唇色红润，睡眠安稳，食欲佳，饮食适度，无盗汗自汗，小便正常，大便日行一次，成形不干燥，舌体正常，舌淡红，苔薄白，脉缓而有力。对外界环境适应能力方面：耐受寒热，不易感，自我调节能力强，适应力强，不会因天气骤变发病或出现明显不适反应。发病倾向方面：平素不易生病，即便发病也易趋康复。

体质分析 生机旺盛体质者，气血津液充足，气血调和，阴平阳秘，脏腑平和，精神健旺，情绪稳定，故目光有神，面色红润有泽，语声洪亮清晰，二便通畅，耐受寒热，平素不易感，自我能力调节强，适应力强，不易患病，纵使患病愈后佳。在生长发育的过程中，生机旺盛，犹如旭日之初升蒸蒸日上、草木之方萌欣欣向荣。

第二节 脾虚质

定义 脾气虚弱、全身功能低下为主要特征的一种体质状态。

成因 先天禀赋不足；其后天失养，如乳食不当、饥饱失常、或过食肥甘生冷，及其他病伤脾所致。

特征 形体方面：形体偏瘦或虚胖，肌肉松软，易发育迟缓、身高可能低于同龄水平。心理方面：精神不振，喜静，沉静内向，胆小，可能出现智力发育低于正常同龄水平的情况。常见表现：平素安静少动，不喜冒险，气短懒言，语声低怯，肢体易疲乏，或感头晕，易自汗，动则尤甚，夜眠不安，时有磨牙，口淡无味，纳谷欠馨，偏食挑食，食量偏少，食则饱胀，饮食不慎即觉不适，口流清涎，毛发稀疏黄软少泽，面色萎黄而少华，目光少神，唇色少华、爪甲偏淡，小便正常或偏多，大便偏溏，软不成形，次数较多，便后仍觉未尽，舌质淡、舌体胖嫩边有齿痕，苔薄白，脉细弱。对外界环境适应能力方面：不耐寒邪、风邪，自我调节能力弱，反复易感，适应力差。发病倾向方面：平素体质虚弱，卫表不固，易反复出现感冒、泄泻、厌食、呕吐、疳积等疾病。

体质分析　脾为后天之本，气血生化之源。在体合肉，主四肢，其华在唇，在窍为口，在液为涎。脾主运化水谷精微，以营养五脏六腑、四肢百骸，以及皮毛、筋肉等各个组织器官。小儿脾常不足，脾胃之体成而未全、脾胃之用全而未壮，乳食的受纳、腐熟、传导，与水谷精微的吸收、转输功能与小儿的迅速生长发育的需要相对不足。加之小儿饮食不知自调，家长喂养常有不当，容易患脾系疾病。脾胃薄弱，气血不足，机体失于濡养，故可见形体偏瘦、容易疲乏、安静少动、易发育迟缓、身高不达标、肌肉松软、体重偏低或肥胖、毛发稀疏黄软少泽、面色萎黄、目光少神、口淡、唇爪色淡、时有流涎。运化失健、纳谷欠馨、食则饱胀。"肺为主气之枢，脾为生气之源"，脾虚则肺气不足，肺脾气虚则气短懒言、语声低怯、不耐寒邪、风邪，自我调节能力弱，适应力差，易反复出现感冒。脾虚肝血不足，则出现目光少神，爪甲偏淡。舌色淡、舌体胖嫩边有齿痕、苔薄白、脉弱均为脾虚之象。

第三节　积　滞　质

定义　素体脾虚，内伤乳食，脾运失司导致脾虚积滞、纳呆厌食、食而不化、腹满胀痛为主要特征的一种体质状态。

成因　素体脾胃虚弱，乳食不当、饥饱失常、或过食肥甘生冷、不易消化之物、积聚中焦，或病后失调，脾失健运，气机壅滞而致。

特征　形体方面：形体消瘦，日渐羸弱，生长发育多落后于同龄水平，身高体重可能低于同龄水平。心理方面：性格内向不稳定，忧郁脆弱，或敏感多疑，智力发育水平达到或低于正常同期水平。常见表现：平素精神欠佳，神疲肢倦，面色微黄，易发脾气，时有哭闹，口气臭秽，食欲减退，不思乳食，喜食油腻、生冷等难以消化食物，食量偏少，食则不化，脘腹胀满，嗳腐酸馊或呕吐食物，夜眠不安，辗转反侧难眠，小便黄，大便酸臭或夹有不消化食物残渣，舌质淡，苔白腻，脉滑。对外界环境适应能力方面：不耐寒温骤变，不喜欢阴雨天气，自我调节能力弱，反复易感。发病倾向方面：营养不良，生长发育迟缓，易患胃痛、腹痛、泄泻、厌食、呕吐、痞满、呃逆、疳积、便秘等脾胃系统疾病。

体质分析　禀赋不足，脾胃素虚，喂养不当，或病后失调所致脾胃受纳运化功能失职、升降失调，腐熟运化不及，乳食、宿食停聚中脘不化，故食欲减退、不思乳食、食则不化、脘腹胀满、嗳腐酸馊或呕吐食物、大便酸臭夹有不消化食物残渣、舌质淡、苔白腻、脉滑。积久气滞不畅，故性格内向不稳定，忧郁脆弱，敏感多疑。积滞阻滞，胃不和则神不安，故夜眠不安，辗转反侧难眠。气机不畅，情志不舒，则易发脾气，时有哭闹。若积久不消，迁延失治，则可进一步损伤脾胃，导致气血生化乏源，出现营养不良、生长发育迟缓、形体消瘦、日渐羸弱。积滞日久，也易化热，导致热滞质。

第四节　热滞质

定义　素体阴虚热盛或郁滞化热伤阴而导致功能状态亢奋为主要特征的一种体质状态。

成因　先天禀赋不足，阴虚内热，或胎中蕴热，后天饮食肥甘厚味，乳食不节，喂养调护不当，脾虚积滞化热，或情志郁结化热。

特征　形体方面：形体偏瘦，身体发育不佳或较差，身高、体重水平可能低于同龄儿童。心理方面：性格外向，活泼好动，或性情急躁亢奋，多急多怒，易于激动，心烦意乱，智力发育达到或低于正常同龄水平。常见表现：平素不耐热，头发干枯少光泽，皮肤干燥，面赤，午后或夜间两颧潮红，有烘热感，或有低热，喜恣食肥腻辛辣煎炒等食品，夜卧不安，心烦多梦，眩晕耳鸣，或睡中头汗出，两目干涩，吐舌弄舌，唇红微干，口燥咽干，鼻腔微干，口干口臭，食欲佳，口渴喜冷饮，手足心热，小便短黄，大便偏干或秘结，舌质红，少津少苔或花剥，脉细数。对外界环境适应能力方面：耐冬不耐夏，尤其不耐热邪和燥邪，不耐高温和气候骤变，自我调节能力差，当天气突然转热或处于高温环境，机体会出现明显不适感。发病倾向方面：平素易患有燥热阴亏的病变，发热、便秘、口疮、口臭、夜啼、夏季热、中暑、不寐、热疹、多动、注意力不集中、抽动等疾病。

体质分析　小儿"稚阴稚阳"，由于"稚阴未长"，易见阴伤阳亢之证，小儿脾常不足，喂养不当，易积滞内停，滞久化热伤阴，出现阴虚火旺，且小儿阳气旺盛，感寒后易入里化热，故小儿易出现热滞质。脾为后天之本，气血生化之源，脾虚阴津亏虚，机体失于滋润濡养，故形体偏瘦、头发干枯少光泽、皮肤干燥、两目干涩、唇红微干、口燥咽干、鼻干。肝常有余，脾常不足，肝郁犯脾，燥热内盛，故性情急躁亢奋、多急多怒、易于激动、心烦意乱、性格外向、活泼好动。阳亢上扰清窍，则眩晕耳鸣。热扰心神，夜卧不安。阴不制阳，阳热之气相对偏旺而生内热，虚火内扰，可见面色潮红、有烘热感、手足心热、口渴喜冷饮，舌质红、少津少苔或见地图舌，脉细数。

第五节　湿滞质

定义　由于脾气亏虚，湿浊阻滞，以脾虚湿滞为主要特征的一种体质状态。

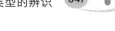

成因　先天禀赋不足，脾主运化的生理功能失常，体内水湿停聚，或久居湿地，后天过食肥甘而致。

特征　形体方面：形体虚胖，腹部肥满松软，身体发育一般，身高体重水平可能低于同龄儿童，或体重过重。心理方面：性情温和，易消极懈怠，精神疲倦，小儿智力发育达到或低于正常同龄水平。常见表现方面：身重不爽，容易困倦，不喜运动，多汗，汗液黄黏，胸闷不畅，口甜或黏腻不渴，有时呕吐痰涎，平素嗜食肥甘厚腻，纳呆，脘腹痞闷，喜揉按，四肢乏力，面色黄黯或㿠白，面垢多眵，眼胞微浮，小便不利或白浊，大便溏薄或泄泻，舌淡体胖，边有齿痕，苔白腻，脉濡或滑。对外界环境适应能力方面：对阴雨天气、梅雨季节及潮湿环境适应能力差，对寒热风雨等天气变化的自我调节能力亦偏差。发病倾向方面：易患泄泻、痰饮、厌食、呕吐、黄疸、湿疹、痢疾、水肿等疾病。

体质分析　脾为阴土，喜燥而恶湿，功能主运化水湿。运化水湿健旺，体内各组织能得到水液的充分濡润，不致使水湿过多而潴留。如果脾运化水湿的功能失常，必然导致水液在体内的停滞，而产生水湿、痰饮等病理产物。脾虚生湿，湿浊阻滞，气机不畅，阳气内困，不易升发，故性情温和，易消极懈怠，精神疲倦，容易困倦，身重不爽，不喜运动，胸闷不畅。水液内停，泛于肌肤，可见形体虚胖、腹部肥满松软、面色黄黯或㿠白、面垢多眵、眼胞微浮、多汗，汗液黄粘。湿浊上泛于口，则口甜或黏腻不渴。脾虚内阻，纳运失健，则脘腹痞闷、纳呆。水湿不运，则小便不多。舌淡体胖、边有齿痕、苔白腻、脉濡或滑，均为水湿内阻之象。

第六节　心火偏旺质

定义　小儿心常有余，心火亢盛为主要特征的一种体质状态。

成因　先天禀赋积热，后天嗜食肥腻厚味辛辣或过服温补或情志失调，五志化火，喂养调护失调而致。

特征 形体方面：形体瘦长，发育一般，个别身高体重水平低于同龄儿童。心理方面：性情亢奋，嬉笑话多，易兴奋激惹、急躁易怒，好发脾气，性格外向，多动不安，时常心神不宁，注意力不集中，智力发育达到或低于同龄水平。常见表现：喜冷恶热，入睡困难，心烦少寐，易惊悸夜啼，睡着时常踢被子、掀衣服，扬手踯足，吐舌弄舌，面红，多眵，口干欲饮，时有口舌生疮，口臭，挑食，平素恣食肥腻辛辣煎炒等食物，鼻干咽燥，唇红，小便短黄，大便干结，舌边尖红，苔黄，脉数。对外界环境适应能力方面：气候变化自我调节能力弱，不耐燥邪和热邪，对燥热天气明显不适。发病倾向：易患外感发热、感冒、鹅口疮、口疮、便秘、疳积、小儿多动症等疾病。

体质分析 由于先天或后天因素，小儿"纯阳"之体有"心常有余"的生理特点，心火易亢盛，阴不能制阳，热扰神明，故入睡困难、心烦少寐、睡觉易惊悸夜啼、睡着时常踢被子、掀衣服。受火热之气熏灼，体内积热，心火上炎，故面色红赤，多眵，鼻干咽燥，唇红，时有口舌生疮。舌边尖红，苔黄，脉数，均为心有积热之象。

第七节　异禀质

定义 由先天禀赋不足或禀赋特异性遗传等因素造成的一种特殊体质。包括过敏体质、遗传病体质、胎传体质、免疫缺陷体质等。

成因 遗传、环境、食物、药物、免疫因素或母亲生产时意外因素等。

特征 形体方面：特殊体态，智力或身体发育较差，具体因异禀质情况的不同而不同，或可见先天性、遗传性的生理缺陷、肢体缺陷。心理方面：因禀质特异情况而不同。常见表现：胎禀不足，素体虚弱，面色偏白，或筋骨痿软，食欲不振，反复易感，或容易皮肤瘙痒，患皮疹，或出现喷嚏，鼻塞流涕，时轻时重，季节变化或接触花粉等特殊物质时症状加重，甚则危及生命。对外界环境适应能力方面：自我调节能力差，难以很好地适应外界天气变化，例如，过敏体质者在过敏季节或接触过敏原后易出现过敏反应，容易引发宿疾。发病倾向方面：可见先天性疾病、遗传性疾病、过敏性疾病、免疫性疾病以及生理缺陷等。过敏体质者易对药物、食物、冷空气、花粉、尘螨等过敏；胎传疾病如五迟五软、解颅、胎寒、胎热、胎惊、胎肥、胎弱等；遗传疾病如先天性聋哑、成骨不全症、苯丙酮尿症、大疱性表皮松解症、黏多糖贮积症、血友病、白化病等罕见病。

体质分析 受先天禀赋不足、父母遗传体质，或后天环境、饮食、药物等不同因素的影响，故特禀质的形体特征、心理特征、常见表现、对外界环境适应能力、发病倾向等方面存在诸多差异。

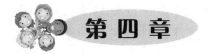 **第四章**

儿童体质的日常调护

体质是先天和后天因素共同作用的结果，后天调护和饮食、起居、运动等因素相关，因而体质调护包括起居调护、饮食调护、运动调护、精神调护等。

"体质为本，形神构成，体病相关，可分可调"，根据体质可调的理论，日常生活中采取适当措施可改善儿童体质状态。对儿童体质进行辨识是了解儿童体质的必要手段，是个性化预防保健、临床诊疗的基础，根据不同的体质类型，以及体质的先天、后天影响因素，推导其发病及病机演变特点，继而以中医学知识指导个性化护理养育，减少影响儿童健康的风险因素和降低疾病发生率。因而，在物质条件相对优越的时代，如何正确喂养儿童并对其进行日常调护，保证其健康成长，是当今家长非常关心的话题。以下将介绍有关小儿生机旺盛质、脾虚质、热滞质、积滞质、湿滞质、心火偏旺质和异禀质的体质调护方法。

第一节 儿童体质与起居调护

在生活起居对小儿体质强壮均衡的重要性方面，古代医家有诸多理论阐述。元代著名儿科学家曾世荣在《活幼心书》中记载："四时欲得小儿安，常要三分饥与寒；但愿人皆依此法，自然诸疾不相干""殊不知忍一分饥，胜服调脾之剂；耐一分寒，不须发表之功"。《诸病源候论·小儿杂病诸候》曰："小儿始生，肌肤未成，不可暖衣，暖衣则令筋骨缓弱。宜时见风日，若都不见风日，则令肌肤脆软，便易伤损。皆当以故絮着衣，莫用新绵也。天和暖无风之时，令母将抱日中嬉戏，数见风日，则血凝气刚，肌肉硬密，堪耐风寒，不致疾病。若常藏在帏帐之内，重衣温暖，譬如阴地之草木，不见风日，软脆不任风寒。又当薄衣，薄衣之法，当从秋习之，不可以春夏卒减其衣，则令中风寒，当从秋习之，以渐稍寒，如此则必耐寒。冬月但当着两薄襦，一复裳耳，非不忍见其寒，适当佳耳。爱而暖之，适所以害之也。又当消息，无令汗出，汗出则致虚损，便受风寒。昼夜寤寐，皆当慎之。""戒养小儿，慎护风池。"小儿为阳气旺盛之体，衣着不宜过暖，方能激发机体阳气，起到温煦、防御及固表功能。且小儿生性活泼好动，着衣过暖，活动过后容易出汗，腠理稀疏开阖，风寒邪气乘虚而入，易导致疾病发生。若汗出过多也易伤气耗阴，气阴两虚，体质虚弱，易导致反复感邪。这同时体现了"秋冻春捂"的养生观。因而着衣应适当舒适，随天气及季节变化而加减，不宜过暖或过凉，宜多见风日，和自然亲密接触，保证室内空气流通，这是起居调护的关键。

《小儿病源方论》第一卷提出著名的"养子十法"：一要背暖，二要肚暖，三要足暖，四要头凉，五要心胸凉，六要勿令见非常之物，七者脾胃要温，八者儿啼未定、勿使饮乳，九者勿服轻粉朱砂，十者一周之内宜少洗浴。流传沿袭至今的"养子十法"，是我们的祖先在抚育小儿方面的宝贵经验总结，在今天仍值得我们学习和借鉴。

清代名医石成金在《全婴心法·起居部》记载："小儿不宜过逸，过逸则饱食暖衣，安闲坐卧，气血凝滞而生病矣。亦不宜过劳，过劳则气涌而血溢，而内伤失血之症成矣……而且体操也、赛跑也、球战也、旅行也、跳高也、穿杠也，壮实者或能胜任，柔弱者难免受伤。彼数岁之孩童，即无跳高、穿杠等事，而赛跑旅行，亦有力不能克胜，勉为其难，受伤而成痨瘵者，不可不知也。"注重小儿起居要使其适当活动，动而有度，动静结合，劳逸适度，方能促进生长发育，调节机体阴阳平衡，使小儿焕发生机，增进小儿健康。

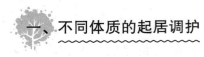

一、不同体质的起居调护

（一）生机旺盛质的起居调护

生机旺盛质，需保证充足的睡眠，洗漱得当，作息有序，睡眠时间保证每天 9~10 个小时，夜间九点半前应入睡，白天养成午睡习惯，时间为 1~2 小时，切忌熬夜和贪睡晚起。日常生活中，应做到按季添衣，不可过分强调着衣过厚过暖，以背暖、肚暖、足暖、头凉、心胸凉"三暖两凉"为原则。入秋后按天气变化添加衣被，但不能过度添加，保证背暖、肚暖、足暖即可，且不要紧包紧裹，衣带要宽松，被褥需轻柔，便于肢体舒展活动，贴身宜穿纯棉线衣裤，易于吸汗，尽量避免给小儿穿不透气的化纤衣服。在同样的室温环境中，比成人略减少衣被，因为小儿为阳气旺盛之体，且比成人活动量多，产热多，代谢快，过度保暖容易汗出，汗出当风容易着凉感冒。

（二）脾虚质的起居调护

脾虚质，起居得宜，饮食节制有度，顺应四时，注意保暖，尤其当天气转凉时，应注意胃腹部的保暖，睡觉时盖好被褥，防止外邪侵袭，不可过度劳作，以防劳汗当风，损伤正气。在流行病高发季节，家长应避免携带小儿去人口密集的公共场所。保持居住环境空气流通。天气适宜时可增加小儿外出日晒次数和户外运动，随时更换潮湿衣物，以增强小儿机体抵御外邪的能力。

（三）热滞质的起居调护

热滞质，起居有序，洗漱得当，劳逸有度，保证睡眠充足。养成良好的生活习惯及注意个人卫生，应保持居住环境安静舒适、温度适宜、空气流通。根据节气与天气的变化适当增添衣物，避免太过暖和，睡觉时被子不宜过厚。避免太阳曝晒，适当锻炼和增加户外活动，以增强小儿抗病能力。

（四）积滞质的起居调护

积滞质，起居有律，饮食有度，不能过食，顺应四时，注意保暖，尤其当天气转凉时，应注意胃腹部的保暖，养成定时排便的习惯，保证睡眠，应早睡早起，忌食后即卧，午睡不宜过长。家长应保持其居住环境干爽，平时可多增加适宜的户外活动，多晒太阳。晚饭后宜多到附近公园玩耍后再回去休息，尽量减少食物在体内的蓄积。

（五）湿滞质的起居调护

湿滞质，起居有序，饮食有度，顺应四时，注意保暖，尤其当天气转凉时，应注意胃腹部的保暖，注意开窗通风，保持室内空气流通。选取吸湿、透湿、散气等材质类贴身衣物。由于湿性重浊，易阻滞气机、遏伤阳气，平时应多进行有氧等室内外运动，经常晒太阳或进行适度日光浴，以通达气机、舒展阳气。在湿冷的天气中，应减少户外活动，避免雨淋受寒，保持居住环境适度干燥。

（六）心火偏旺质的起居调护

心火偏旺质，起居作息有节律，应养成良好的生活习惯和饮食习惯，居住环境保持安静、空气流通，保证充足的睡眠，忌熬夜，睡前不宜看刺激的动画片、电影等，以防止交感神经过度兴奋，睡前不宜吃辛辣厚腻的食物。

（七）异禀质的起居调护

异禀质，应根据个体情况调护起居，应注重环境调摄，调适寒温，避免接触煤气、烟尘以及尘螨等过敏原。过敏体质儿童容易出现水土不服，到了陌生的环境应注意减少户外活动，避免被动吸烟，减少不良刺激。易对花粉、尘螨过敏的儿童外出可戴上口罩以避免直接接触各种致敏物，适当服用预防性药物以减少发病机会。注意避免受寒和过于疲劳，在季节更替之时及时增减衣物，适当锻炼，增强机体对环境的适应能力。饲养宠物要慎重，防止皮毛、分泌物、寄生虫过敏，诱发感染。患有遗传性疾病的儿童，应注意预防相关因素诱发疾病。

本 节 结 语

　　不同的体质类型，生活起居、生活环境的要求、饮食摄入、睡眠及运动各有其特殊性，但良好的生活习惯的养成基本是一致的。共同点就是起居有律，饮食合理，衣着适宜，居住环境空气新鲜，睡眠充足。另外，适当的户外活动和体育锻炼，也是儿童平衡发展的保证。

第二节　儿童体质与饮食调养

南宋时期陈文中首先提出正确的小儿喂养法："养子若要无病，在乎摄养调和，吃热，吃软，吃少，则不病；吃冷，吃硬，吃多，则生病。"这种喂养小儿的方法直至今天人们还在遵循，对很多家长来说既熟悉又陌生。脾为后天之本，脾胃一伤，百病丛生。因而，在物质条件相对优越的时代，如何正确喂养儿童并对其进行调护，保证其健康地成长，是当今家长非常关心的话题。

儿童有别于成年人，生机旺盛，发育迅速，需充足的营养，但其脏腑娇嫩，发育未健全，"易虚易实，易寒易热"。合理的食养能促进脏腑气血、津液的生成，有益于生长发育，增强体质及抗病能力。反之，食养不当、饥饱失常、饮食不洁、择食偏食易损伤脾胃，从而使其体质偏颇。清代名医冯楚瞻在《冯氏锦囊秘录·护持调治诸法》中提道："食甜成疳，食饱伤气，食冷成积，食酸损志，食苦耗神，食咸闭气，食辣肺伤，食肥痰益。"所以在食养、食疗时要注意个人素体，因人而异。体质强壮者，多食五谷杂粮、蔬菜之类，不必强调多食滋补品；体质多病者，适当予以滋补，调养正气，以助发育。因此，"辨体喂养""辨质论食"尤为重要。《素问·脏气法时论》指出"五谷为养，五果为助，五畜为益，五菜为充"，丰富多样的饮食对增强儿童体质大有裨益，因此应当强调小儿饮食多样化、多元化。

有些家长根据儿童所好，无节制喂养，且现代儿童因生活质量的提高，偏嗜肥甘厚腻，喜欢冷饮、零食等，五谷蔬菜摄入减少导致营养不均衡，久而久之，过寒伤阳、过热伤阴、过辛伤肺、甘腻伤脾、肥厚生痰，影响脏腑气血津液的平衡。不同体质儿童的饮食调护原则及常见的家庭日常膳食疗方如下。

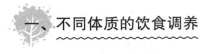

一、不同体质的饮食调养

（一）生机旺盛质的饮食调养

1. 饮食调养原则

生机旺盛质儿童具有阴阳调和、五脏匀平、血脉畅达的生理特点，因此饮食调养的首要原则是平补阴阳，膳食均衡，饮食多样，气味调和，因时施膳。因儿童脏器轻灵，故强调"四时调补"以维护机体的阴阳平衡。四季更迭会影响人体内部的阴阳生长、脏腑活动和气血流注状况。如春季阳气初升，万物复苏，机体也应顺应阳气升发之性，饮食宜清轻升发，宣透阳气，可食春笋、菠菜、芹菜、荠菜等可宣透的蔬菜，忌过食肥甘油腻之品；夏季气候炎热，阳气隆盛，万物繁茂，阳气蒸腾于四肢体表头面，脾胃内脏相对较寒，不宜多食生冷食物，为防止阳气过于上炎，可以食西瓜、番茄、黄瓜、苦瓜、冬瓜、金银花、绿豆、莲藕等清热解暑、清凉生津之品，但不能过食，禁食冰冷寒凉之品，以免损伤脾胃。也可食生姜羊肉汤温胃散内寒。长夏为夏秋之交，内通脾气，此时天阳下迫，地气上蒸，湿热熏蒸，机体易为湿伤，饮食宜淡补，如茯苓、山药、莲子、薏米、丝瓜、扁豆等淡渗利湿、健脾助运之品。秋季阳气收敛，阴气滋长，气候干燥，宜进食寒热偏性不显、养阴润肺之品，忌食大热大寒之品破坏机体阴阳平衡。冬季阳气潜藏，气候寒冷，万物闭藏，精气封藏，饮食可温补，宜食牛肉、羊肉等高蛋白食品，有利于精气封藏，抵御寒邪侵袭。

2. 常用药膳食疗方

（1）菊花鲤鱼汤

【材料】鲤鱼1尾，白菊花10克，枸杞10克。

【制作】① 将鲤鱼开膛洗净，用油略煎。② 加洗净的白菊花、枸杞及水，炖熟后分次吃肉喝汤。

【功效】鲤鱼补脾健胃，利水消肿，清热解毒，白菊花养肝明目，清心补肾，健脾和胃，枸杞滋补肝肾，补益精气。本品具有疏散风热、清心补肾、健脾和胃、强身健体的功效。

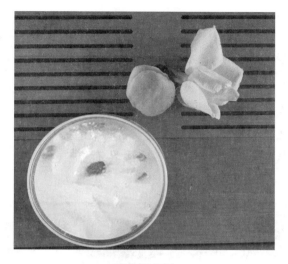

菊花鲤鱼汤

（2）枣药莲子粥

【材料】红枣 10 枚，山药 10 克，莲子 10 克，大米 100 克。

【制作】① 将红枣洗净去核，山药洗净切块，莲子、大米洗净备用。② 将材料一同放入锅中，加适量水，用文火熬煮成粥即可。

【功效】红枣补中益气，养血安神，山药补脾养胃，补肺益肾。本品具有益气健脾、补虚健体的功效。

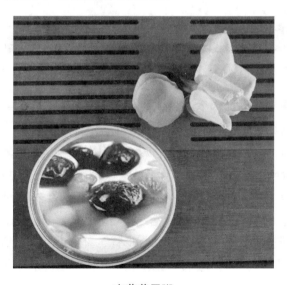

枣药莲子粥

（3）红枣花生羊肉汤

【材料】红枣15克，花生30克，羊肉100克，调料少许。

【制作】① 将红枣洗净去核，花生洗净，羊肉洗净切碎成末备用。② 锅中放适量水，放入材料用大火煮沸，撇去表面浮沫，再用小火熬煮炖半小时左右至羊肉熟烂时，加入调料即可。

【功效】红枣补中益气，养血安神，花生健脾和胃，补血止血，羊肉温补益气血，温肾壮阳。本品具有益气补虚、健脾养血的功效。

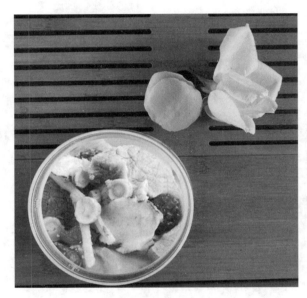

红枣花生羊肉汤

（二）脾虚质的饮食调养

1. 饮食调养原则

脾为气血生化之源，脾虚质儿童相对气血偏虚，因此可多进食健脾益气补血之品，如小米、山药、鸡内金、扁豆、莲子、党参、大枣、猪瘦肉、芡实、茯苓、红豆、薏米、南瓜、黄鱼、菠菜、龙眼肉、蜂蜜、胡萝卜、香菇、红薯等。此外，饮食调养上强调营养均衡，荤素搭配，按时进餐，不宜过食滋腻寒凉之品，忌饭前食用过多零食、甜食、饮料，可选用适当的补气药膳调养体质。

2. 常用药膳食疗方

（1）山药内金粥

【材料】怀山药 20 克，鸡内金 10 克，小米 50 克。

【制作】将山药去皮切碎，鸡内金泡水后，洗净切细，与洗净的小米一并放入砂锅，加适量水，用文火煮成稀粥。

【功效】山药补脾养胃，补肺益肾，鸡内金健脾消食，小米和中养胃。本品具有健脾和胃的功效，适用于食欲缺乏、腹胀、积滞、白厚苔的脾虚质儿童。

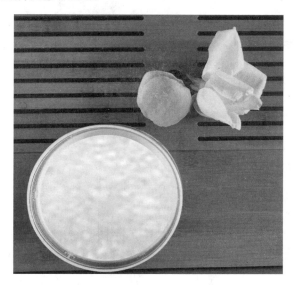

山药内金粥

（2）莲子猪肚党参汤

【材料】莲子 20 克，猪肚 1 个，红枣 10 克，党参 10 克，生姜 2~3 片。

【制作】① 将猪肚洗净切块，莲子去心，用水泡发，红枣洗净去核，生姜去除外皮，用清水洗净，切成丝。② 与党参一起放入砂锅，加适量冷开水，用武火烧开后，撇去浮沫，转文火熬煮 2 小时，加食盐调味，出锅前适量加入香油和香葱即可。

【功效】莲子补脾益肾，猪肚补气健脾，红枣补中益气，养血安神，党参补中益气，健脾益肺。本品具有健脾益气、促进运化的功效，适用于长期食欲欠佳、形体消瘦、大便不成形、舌色淡的脾虚质儿童。

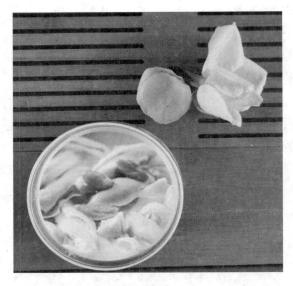

莲子猪肚党参汤

（3）黄芪党参乳鸽汤

【材料】党参 30g，黄芪 30g，红枣 5 个，乳鸽 1 只，猪瘦肉 50g，生姜 2~3 片。

【制作】① 黄芪、党参、红枣（去核）洗净，稍浸泡；猪瘦肉洗净，整块不用刀切；乳鸽宰后洗净，除去内脏，抹干水，斩为块状，同生姜一起放进瓦煲内，加入清水 3 000 毫升。② 先用武火煲沸后，改为文火煲约 2.5 小时，调入适量食盐和少许生油即可。

【功效】黄芪补气健脾，益卫固表，党参补中益气，调和脾胃，乳鸽、猪瘦肉补益气血，红枣补益脾胃。本品具有健脾和胃、补益气血的功效，适用于脾胃虚弱，尤其是脾气虚弱的脾虚质儿童。

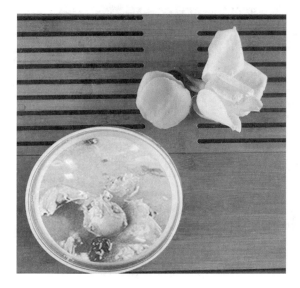

黄芪党参乳鸽汤

（三）积滞质的饮食调养

1. 饮食调养原则

积滞质多由于脾胃失健，气机郁滞不畅，应以调和脾胃、舒畅气机为调养原则。在饮食方面，可多摄入荞麦、大麦、胡萝卜、白萝卜、卷心菜、苦瓜、丝瓜、黄花菜、蘑菇、刀豆、豆豉、海带、山楂、柑橘等食物。还可多饮玫瑰花茶、茉莉花茶等。平时应以米面食为主，建议多食绿色蔬菜、水果、粗粮，适当摄入肉鱼虾蛋奶及干果，少食凉食、零食，少饮碳酸饮料，尽量减少摄入热性肉品、偏甜腻、高油脂、高蛋白等不易于消化的食物。

2. 常用药膳食疗方

（1）胡萝卜粥

【原料】胡萝卜250克，粳米50克。

【做法】将胡萝卜洗净切片，与大米同煮为粥。空腹食，每日2次。

【功效】胡萝卜健脾消食，粳米通便养胃润肠。本品具有宽中下气，消积导滞的功效，适用于小儿厌食、积滞，以实证为主。

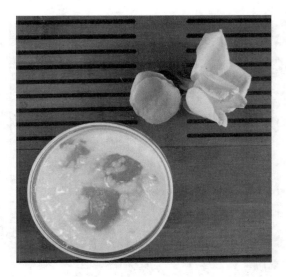

胡萝卜粥

（2）鸡内金蒸蛋

【材料】鸡蛋 1~2 个，鸡内金细粉 2~3 克。

【制作】① 将鸡蛋尽量打散，打得越均匀越好。② 往打好的鸡蛋里加入两倍的米汤，放入一点点香油和盐，再放入一勺鸡内金粉。③ 把材料上锅，用中火蒸，蒸熟即可。特别注意：锅盖不要盖太严，要稍微敞开一点儿，不用大火，而是始终用中火蒸。

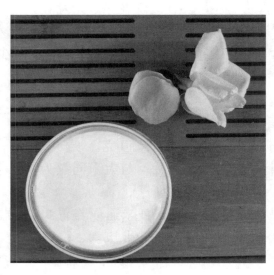

鸡内金蒸蛋

【功效】鸡蛋健脾，鸡内金消食化积。本品具有健脾助运、消食化积的功效。

（四）热滞质的饮食调养

1. 饮食调养原则

热滞质者多由于体内津、液、精、血等阴液亏少导致阴虚内热，调体法则应为清热养阴，壮水制火。酸甘化阴，甘寒清热，热滞体质宜多摄入具有潜阳滋阴功效的食物，常见的有芝麻、百合、乌梅、绿豆、鸭肉、猪肉、猪皮、牛奶、豆腐、苦瓜、甘蔗、木耳、银耳等。可采用红烧、蒸、炖、煮、煲、焖等方法，少放调料，保持原汁原味。少食辛辣、油腻肉类、海鲜、冷饮以及零食，反季节的草莓、砂糖橘、火龙果、梨等寒性水果，榴梿、荔枝、龙眼、樱桃等热性水果也不宜多吃，亦可适当选择平性的水果，多食蔬菜。

2. 常用药膳食疗方

（1）五汁饮

【材料】梨 30 克，鲜莲藕 20 克，鲜芦根 10 克，鲜麦冬 10 克，荸荠 20 克。

【制作】① 将鲜芦根洗净，梨去皮、核，荸荠去皮，鲜藕去节，鲜麦冬切碎或剪碎，待用。② 用洁净的纱布绞挤取汁，或用榨汁机榨汁，冷饮或温饮，每日数次。

【功效】源自《温病条辨》，创立的初衷是基于热病后期余热将解、热灼阴液、营阴亏耗的病证，因此配伍上具有"甘寒清热，生津止渴"的特点，主治太

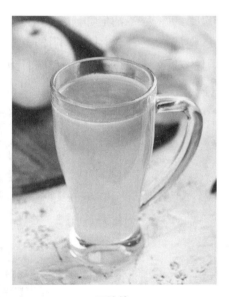

五汁饮

阴温病、热灼津伤、口渴、吐白沫、黏滞不快者。本药膳由芦根汁、荸荠汁、梨汁、麦冬汁、莲藕汁构成，方中梨清肺热，藕清热润肺、凉血行瘀，芦根清热生津、除烦，麦冬养阴生津、清心除烦，荸荠清热化痰、消积利湿。合而用之，具有清肺热、养阴生津

的功效，尤其适用于肺热津伤、咳嗽黄痰、皮肤干燥、咽干口渴者。五汁饮药性轻浅、制作简便，相对于静脉补液扎针，更能减少孩子痛苦；相对于熬煮汤药，在热病早期应用取效更快，儿童每日用量建议在10~20毫升，可用冰糖或饴糖调味，脾胃虚寒者少佐生姜，久煮后温服。本品具有清热养阴的功效，适用于小儿烦躁易怒、口干口渴、汗多、大便干等实热证、小儿夏季暑热证的饮食调护以及外感急性热病的后期调理。

（2）地骨皮饮

【材料】地骨皮15g，麦冬6g，小麦6g。

【制作】将地骨皮、麦冬、小麦加水煎煮，至麦熟为度，去渣取汁，代茶频饮。

【功效】源自《千金要方》，地骨皮味甘性寒，是植物枸杞的根皮，善于清虚热、止盗汗，是治疗阴虚阳亢、潮热盗汗、骨蒸发热的要药，麦冬清肺润燥，养阴生津，清热除烦，小麦益气固表，宁心止汗。三者合用有养阴清热、宁心止汗的作用。本品具有清热养阴的功效，适用于小儿心肾阴虚证，常见烦躁易怒、头晕耳鸣、面部烘热、手足心热、烦渴、夜寐不实、睡中汗多等虚热证候。

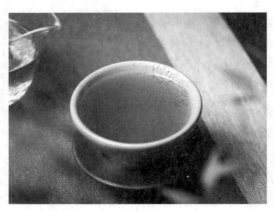

地骨皮饮

（五）湿滞质的饮食调养

1. 饮食调养原则

湿滞质多脾虚失司，水谷精微运化失常，调体法则应为健脾祛湿，饮食上宜清淡，多摄取能够宣肺、健脾、益肾、化湿、通利三焦的食物，如山药、扁豆、芡实、薏苡仁、赤小豆、蚕豆、枇杷叶、豆角、白萝卜、冬瓜、荷叶、花生、竹笋、紫菜、鲫鱼、鲈鱼、生姜、白术、党参等，少食肥甘、油腻、滋补、寒凉之品，如油炸食品、肥肉、碳酸饮料、冰激凌等。

2. 常用药膳食疗方

（1）黄芪茯苓赤小豆粥

【材料】黄芪 30g，茯苓 25g，赤小豆 30g，大枣 10 枚，粳米 100g。

【制作】① 先将赤小豆浸泡半日。② 将茯苓研成细粉，黄芪、大枣洗净后切成片，粳米淘洗干净待用。③ 一起煮为粥，早晚餐温服食。

【功效】黄芪补气健脾，化湿利水，茯苓淡渗利水，赤小豆利水消肿，解毒排脓，大枣健脾益气，粳米养胃和中。本品具有健脾祛湿的功效。

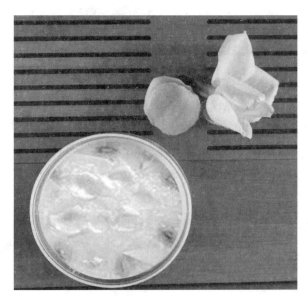

黄芪茯苓赤小豆粥

（2）白扁豆瘦肉汤

【材料】白扁豆 50 克，猪瘦肉 100 克，盐适量。

【制作】① 将白扁豆去头尾，洗净，切段，猪瘦肉洗净，用开水稍烫去血腥味，从沸水中捞出猪瘦肉，开始切片。② 将猪瘦肉放入锅内，加适量水。③ 放入白扁豆，用文火炖 1 小时，待肉烂豆熟后调味即可食用。

【功效】白扁豆健脾祛湿，猪瘦肉补气健脾。本品具有健脾化湿的功效。

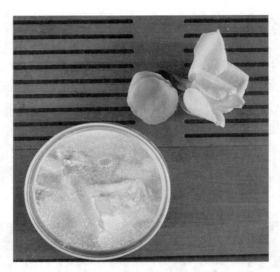

白扁豆瘦肉汤

（六）心火偏旺质的饮食调养

1. 饮食调养原则

心火偏旺质儿童平素恣食肥腻、辛辣、煎炒等食品，应忌食温热辛辣的食物，宜多食一些具有清心降火作用的食物，如苦瓜、苦菜、百合、莲心、芹菜叶、莴笋叶、苦荞麦、杏仁、柑橘、苦丁茶、菊花茶、金银花、茭白、菱肉、百合、藕、竹笋、海蜇、海带、紫菜、冬瓜、绿豆、河蚌、蛤蜊、豆豉、荸荠、桑葚、甘蔗、梨、西瓜、柿子、香蕉、番茄等。

2. 常用药膳食疗方

（1）生地绿豆莲心汤

【材料】绿豆30g，莲心30g，生地黄10g，冰糖适量。

【制作】① 将绿豆、莲心、生地黄洗净后加适量水。② 用武火煮开后，转文火煮30分钟，煮熟后加冰糖调味即可。

【功效】绿豆清热解毒，解暑生津，莲心清热定悸，养心安神，生地黄清热生津。本品具有清心泻火的功效。

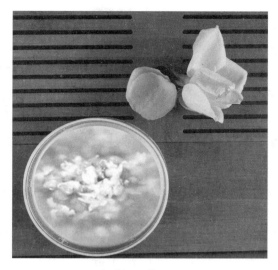

生地绿豆莲心汤

（2）竹叶绿豆粥

【材料】淡竹叶 10g，绿豆 30g，粳米 50g，冰糖适量。

【制作】① 将绿豆用清水浸泡半天备用。② 将淡竹叶洗净后，加适量水，用砂锅煎煮 20 分钟，去渣取汁。③ 在淡竹叶汁中加绿豆、粳米共煮成粥，成粥后加冰糖调味即可。

【功效】淡竹叶清心除烦，绿豆清热解毒，解暑生津，粳米益胃生津。

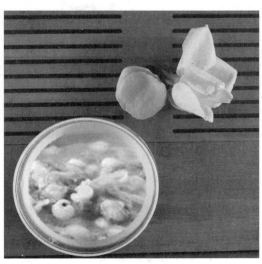

竹叶绿豆粥

（七）异禀质的饮食调养

1. 饮食调养原则

异禀质者饮食调养较为特殊，应根据个体的实际情况制定不同的保健食谱。就过敏体质而言，应饮食清淡，忌生冷、辛辣、肥甘油腻以及各种发物、致敏食物，母亲在妊娠期间也应当注意饮食。

2. 常用药膳食疗方

（1）固表粥

【材料】乌梅 15 克，黄芪 20 克，当归 12 克，粳米 50 克。

【制作】① 将乌梅、黄芪、当归放入砂锅加水煮开。② 小火煎取浓汁，滤渣。③ 加水煮粳米粥，加冰糖趁热食用。

【功效】乌梅敛肺生津，黄芪扶正固表，当归补血活血，粳米益胃生津。本品具有养血消风、扶正固表的功效。

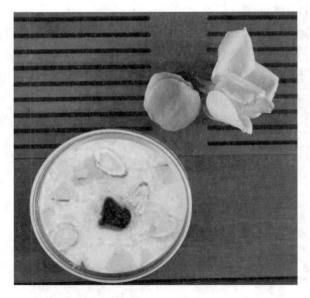

固表粥

（2）白芷黄芪煲猪肉

【材料】白芷 10 克，黄芪、白花蛇舌草、葛根各 10 克，蜜枣 3 个，猪肉 100 克，生姜 3 片。

【制作】① 将上述材料洗净，蜜枣去核，与生姜一起放入瓦煲内，加清水 2000 毫升。② 用武火煲沸后改文火煲 2 小时，调入适量食盐即成。

【功效】白芷解表散寒，辛温通窍，黄芪补气健脾，益卫固表，白花蛇舌草清热解毒，利湿通淋，葛根解肌退热，生津止渴，蜜枣补虚和中，猪肉健脾益气，生姜温中止呕，温肺止咳。本品具有行气固表、祛风通窍的功效。

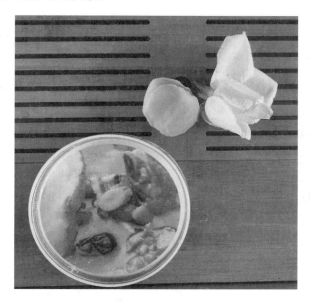

白芷黄芪煲猪肉

本 节 结 语

张仲景《金匮要略·禽兽鱼虫禁忌并治》记载："所食之味，有与病相宜，有与身为害，若得宜则益体，害则成疾，以此致危，例皆难疗。"孙思邈在《备急千金要方·食治方》中亦提出相同的观点，即"是故食能排邪而安脏腑，悦神爽志以资血气。若能用食平疴，释情遣疾者，可谓良工"，由此可知饮食调养的重要性。营养均衡适当，合时节，合体质才是促进儿童生长发育之道，因而合理的饮食不仅能强身益体，还能逐步改善体质的偏颇状态，达到防治疾病的目的。

第三节　儿童体质与运动调护

体质禀受于先天，得养于后天，是在先后天因素的共同作用下形成的相对稳定的特征，但又是动态变化的，除起居调护、药食同源调理小儿体质外，体育运动干预在体质调养中也占有一席之地。传统体育保健以中医理论为指导，干预调养体质。合理运动方法可以从生理机能、心理机能及社会适应等多方面改善体质。小儿处于生长发育阶段，具有可塑性和可变性，掌握其体质类型，再针对各体质类型特点，制定有针对性的运动处方，因质制宜进行体育保健，可提高机体体质整体水平，进而转化和调整体质类型，逐渐使偏颇质趋于均衡。

自原始社会以来，运动就是人类求食图存的重要生活内容。狩猎中的走、跑、跳、跃、攀登、爬越、游泳等，就是人类早期的运动。人们在长期斗争实践中逐渐积累了一些有益于人类身心健康的经验，产生了诸如导引、气功及武术等传统体育保健项目。其种类繁多，形式多样，流传至今，如华佗创编的五禽戏、宋代的八段锦、明清的十二段锦、易筋经十二式和太极拳等，是以导引、五禽戏、八段锦、易筋经和太极拳为代表的顺序发展的。在锻炼方法和健身作用上各有侧重，是传统体育保健发展的里程碑。

运动锻炼具有扶正祛邪、强身健体、调节精神、改善机能、平衡阴阳、维持健康、疏通经络、调和气血等作用。以下根据不同体质类型的儿童体质特点和成长的生理需求介绍一些日常的运动调护方法，供家长们参考。

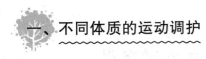

一、不同体质的运动调护

（一）生机旺盛质的运动调护

生机旺盛质为健康体态，其阴阳平和，由于小儿体内阴阳仍未趋于成熟，以"阳生"为主导趋势，以"稚阴稚阳""纯阳之体"为生理特点，调护不合理也容易转变为偏颇体质。儿童应积极参与室外活动，运动能够牵拉韧带和肌肉，刺激软骨增生，促进成长，增强体质，提高机体卫外功能。户外运动强度应适宜，提倡儿童每天进行适量间歇性运动，中强度运动和剧烈运动交替进行，中间有短暂的休息时间。运动形式如慢跑、踢毽子、跳绳、骑车、排球、篮球、放风筝、做操、爬山等均可。因儿童禀性好奇，可进行形式多样的运动来满足其需求，保持其对运动的兴趣，适量运动，循序渐进，量力而行，劳逸适度，持之以恒，做到"形劳而不倦"。

（二）脾虚质的运动调护

脾虚质儿童多属于气血偏虚体质，常见体型瘦弱，性格软弱，免疫力低，体力差，兴趣低。针对这类儿童的体质特点，体育保健应采用低强度、多次数的运动方式，逐渐增加锻炼的时间和强度。多采用趣味性强、变化多的球类运动或节奏轻慢的气功、太极拳运动，这样能更好地培养儿童对运动的兴趣，帮助其改变软弱性格，增强耐力和心肺功能。脾虚质儿童体能相对偏弱，过劳易耗伤气血，运动时易气促、出汗、疲倦，不建议做大负荷或出汗量大的运动。

（三）热滞质的运动调护

热滞质儿童由于体内津液精血等阴液相对亏少，运动时易面色潮红、咽干口燥、小便短少等，因此平时进行体育锻炼时应避免在炎热的天气和闷热的环境中运动，锻炼时要补充水分，以防出汗过多，耗伤阴液。宜选用间断性、中小强度、舒适轻柔的运动方式，如太极拳、太极剑、冥想、八段锦、体操、步行、慢跑、游泳等动静结合的健身项目。日常也可通过练书法、下棋、弹琴、听音乐来安神定志、舒缓情志，通过登高、旅游等寄情山水、陶冶情操。

（四）积滞质的运动调护

积滞质儿童宜进行中小强度和较长时间的腹部有氧运动，燃烧体内多余的脂肪，提升胃肠功能。适当的运动能促进胃肠的蠕动，有利于消化吸收，建议积滞质的儿童长期坚持加强运动锻炼，以有氧运动为主，如跑步、拍球、溜冰等，持之以恒。运动过程中注意补充水分，建议以矿泉水为主，忌运动过后立即大量饮水及洗浴，注意运动过程中衣物的增减。

（五）湿滞质的运动调护

朱丹溪在《丹溪治法·中湿》中提道："凡肥人沉困怠惰是湿。"湿滞质儿童形体多肥胖，身重易倦，故此类体质儿童适合小中强度且较长时间的有氧运动，如散步、慢跑、打羽毛球、打网球、打乒乓球、游泳、跳舞、练武术等，忌剧烈运动。运动时间应在下午2点至4点阳气极盛之时，避开潮湿环境和天气，尽可能选择温暖适宜的环境，循序渐进地进行，尤其是一些体重偏胖的湿滞质儿童，在运动负荷强度较高时更应注意节奏。燃烧体内多余的脂肪的循序渐进的有氧运动能逐步提高小儿机体的运化功能，加速体内的新陈代谢，达到祛湿的目的，从而使其体质向生机旺盛质转化，有助于儿童的健康成长。

（六）心火偏旺质的运动调护

心火偏旺质儿童由于体内阳盛，容易产生各种热证，故常常伴随有情绪激动、精神紧张、爱哭闹等表现，因此此类体质儿童应避免在炎热的天气和闷热的环境中运动，宜选用舒缓轻柔的运动方式，如瑜伽、太极拳、体操、步行、慢跑、游泳、各种球类运动等，消耗体内多余的热量，达到清心降火的目的。

（七）异禀质的运动调护

鼓励异禀质儿童多进行户外体育活动，因"动则生阳"，选择有针对性的运动锻炼项目以逐渐改善体质，使"正气存在，邪不可干"，但过敏体质的儿童应避免在季节交替时节长时间在野外运动和接触过敏物质。此外，异禀质的形成与先天禀赋有关，可练"六字诀"中的"吹"字功以培补肾精肾气，其动作要领为：两掌从腰部下滑、环抱于腹前时呼气，口吐"吹"字音，发声吐气时，舌体、嘴角后引，槽牙相对，两唇向两侧拉开收紧，气从喉出后，从舌两边绕舌下，经唇间缓缓呼出体外。两掌向后收回、横摩至腰时以鼻吸气。因"腰为肾之府"，肾位于腰部脊柱两侧，腰部功能的强弱与肾气的盛衰息息相关。本式动作通过两手对腰腹部进行摩按，具有壮腰健肾、增强腰肾功能的作用。"吹"字诀与肾相对应。口吐"吹"字具有泄出肾之浊气、调理肾脏功能的作用。

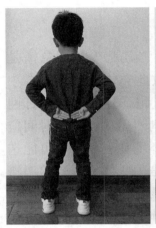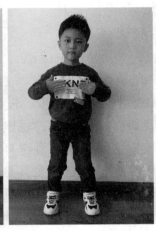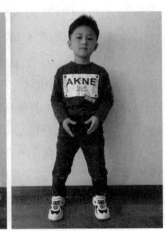

"吹"字功

本节结语

　　运动调节通过调动机体自身的调理机制，使之达到一种趋于平衡的状态，是小儿体质调节不可或缺的一部分，对小儿体质调节有着积极且重要的意义。加强青少年体育教育，增强青少年体质，大力推进素质教育才能实现"少年强则中国强"的目标。选择运动锻炼时应从儿童自身的实际情况出发，注重个体差异，可以根据儿童的体质特征、年龄性别、兴趣爱好、体力基础、心理素质等进行选择。对于儿童运动兴趣的培养是形成运动习惯的关键。一般而言，男孩多数选择增强耐力和素质的体育项目，如跑步、球类等；女孩会偏爱增强柔韧性的体育项目，如体操、瑜伽等。具体应遵循"因人而异"原则。中医运动养生强调"天人合一"的整体观，即"天人相应，顺应自然"，根据季节及气候变化选择不同的运动方式，坚持不懈方能"形神兼备，内外相和，百脉流畅，脏腑协调，生机旺盛"。

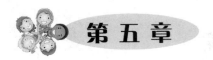

第五章

儿童体质的中医技术调护

　　随着国民健康水平的提高，中医"未病先防，既病防变"的理念渐渐得到大家的认可，无论是医务工作者还是其他上班族，正确掌握一些简单的中医技术，对调护小儿体质是很有必要的。本章节介绍小儿推拿、小儿艾灸、小儿拔罐、小儿刮痧、小儿贴敷中医外治疗法，具有操作简单、方便灵活、标本兼治、疗效显著的特点，无针、无药、无创伤、无副作用，更容易被小儿接受。

第一节　推拿调护儿童体质

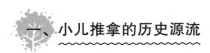

一、小儿推拿的历史源流

　　推拿，古称"按跷""案杌""挢引""摩挲""按摩""乔摩"等，其起源可以追溯到远古时期。人类在遇到撞击、跌损、扭伤等意外损伤时，用手按揉、抚摩体表患处而感到伤痛缓解，发现其特殊的治疗作用，在长期实践过程中形成了原始的治疗技术，为独特的非药物的自然疗法。《黄帝内经》对推拿疗法的起源、手法、工具、应用、原理、适应证、禁忌证均有论述，对推拿疗法已有相对深入的认识。《素问·异法方宜论》载述："中央者，其地平以湿，天地所以生万物也众。其民食杂而不劳，故其病多痿厥寒热。其治宜导引按跷，故导引按跷者，亦从中央出也。"西汉初期，太医院设立按摩专科，有按摩工、按摩师、按摩博士等。隋唐时期是推拿疗法发展的一大盛世，孙思邈在《千金要方·少小婴孺方》中提到用"膏摩法"调护小儿体质："小儿虽无病，早起常以膏摩囟上及手足心，甚辟寒风。"所谓"膏摩"，是将药膏涂在患儿身上加以按摩。此外，孙思邈用"膏摩法"治疗"夜啼""腹胀满""不能乳食""鼻塞不通浊涕出"等多种小儿疾患。宋金元时期，推拿疗法的适应范围更加广泛，北宋末年政府组织撰写《圣济总录》，总结宋代以前各类养生学派的保健按摩方法，提出了推拿疗法的辨证应用理论，是现存最早、最完整的推拿专科医学著作。明代张四维的《医门秘旨·卷十》首次记载"推拿"一词。继此，小儿推拿专著相继问世，如《小儿按摩经》《小儿推拿秘诀》《小儿推拿方脉活婴秘旨全书》等书，论述了小儿推拿理论及具体操作，标志着小儿推拿的独特治疗体系的形成。清代，小儿推拿的临床应用更为广泛，对后世影响较大的小儿推拿专著相继问世，达到鼎盛时期。如夏禹铸的《幼科铁镜》中的"推拿代药赋"强调推拿补泻手法的重要性。熊应雄的《小儿推拿广意》、骆如龙的《幼科推拿秘书》、张筱衫的《厘正按摩要术》、钱櫰村的《小儿推拿直录》、夏云集的《保赤推拿法》、徐崇礼的《推拿三字经》等对小儿推拿理论与实践进行了系统的总结，结合主治病症介绍推拿穴位、手法、操作顺序等，首次图文解说"黄蜂入洞""双凤展翅""苍龙摆尾""二龙戏珠""老虎吞食""猿猴摘果"等复合推拿手法。周松龄的《小儿推拿辑要》对儿科的推拿手法及作用机理做了探讨，并列举了推拿穴位及手法图说。民国时期，中医不受重视，但涌现了许多民间小儿推拿流派，较为著名的是鲁东、湘西小儿推拿。中华人民共和国成立后，国家重视中医发展，为其发展创造了良好环境，小儿推拿犹如枯木逢春，呈现蓬勃发展的势头，迎来了黄金时代，一些院校开设推拿系、推拿专业，举办多种形式的推拿治疗培训班，整理出版小儿推拿学医籍与教材以及开展小儿推拿的教学和科研工作，推进了小儿推拿的教学工作，为后期小儿推拿的传承和发展培育了人才。

二、小儿推拿的常用手法和技术要领

小儿推拿手法通常包括单式和复式，具体如下：

单式手法：按、摩、掐、揉、推、运、搓、摇、拿、抹、捻、擦、拍、捣、捏等。

复式手法：开璇玑、鸣天鼓、黄蜂入洞、双凤展翅、苍龙摆尾、凤凰展翅、猿猴摘果、二龙戏珠、按弦搓摩、运水入土、运土入水、打马过天河、水底捞月、揉脐及天枢、龟尾并推七节骨等。

小儿推拿的技术要领主要包括以下几点：

一是手法：轻快，平稳，着实，持久，有力，均匀，柔和，深透。

二是时间：小儿推拿的速度以每分钟 150~300 次为宜；每个穴位每次需要推 1 000~3 000 次，需要 5~15 分钟。

三是补泻：顺上轻缓为补，逆下重急为泻。

四是介质：滑石粉、水、麻油、凡士林、葱姜汁等。

五是顺序：一般有 3 种方法，根据临床情况灵活应用。

先推头面部穴位，再依次推上肢、胸腹、腰背、下肢穴位。

先推主穴，后推配穴。

先推配穴，后推主穴（如捏脊）。

六是处方：手法+穴位+时间（或操作次数）。

如：揉太阳穴 100 次，捏脊 10 遍，摩腹 2 分钟。

三、小儿推拿的作用机理

小儿推拿根据中医阴阳、五行、藏象、经络等学说，针对疾病发生的不同原因和症状，运用不同的补泻手法，在小儿体表进行点、线、面操作，起到疏通经络、活利关节、行气活血、祛邪扶正、补虚泻实、顺应升降、平衡阴阳、调和脏腑的作用，具有治疗和保健双重功效。

四、小儿推拿的适应证和禁忌证

小儿推拿的对象主要为 6 岁以下儿童，尤其是 3 岁以下的婴幼儿。7 岁以上的儿童建议配合脏腑点穴法或成人推拿手法进行治疗。小儿推拿主要用于小儿保健，防治小儿感冒、咳嗽、哮喘、呕吐、厌食、疳积、惊风、泄泻、便秘、脱肛、腹痛、遗尿、夜啼、肌性斜颈、落枕等。

以下情况不宜施予推拿或不宜单独进行推拿治疗：

一是罹患手足口病、水痘、痄腮、风疹、麻疹、猩红热、肝炎、肺结核等传染性疾病的患儿不宜推拿。

二是施推部位皮肤有破损、感染、出血或者有出血倾向者不宜施推。

三是急危重症，如骨折、心肝肾脏器衰竭、恶性肿瘤等和未明确诊断的疾病，不宜施推或不宜单独进行推拿，需要配合用药或遵医嘱进行治疗。

五、小儿推拿的注意事项

第一，过饥过饱均不宜进行推拿，餐后半小时内不宜进行推拿。推拿后应避风寒，半小时内不宜进行剧烈运动或游泳。

第二，操作者应先修剪指甲，摘除手表、戒指、手链等饰品，以免划伤小儿娇嫩的皮肤，用温水洗净双手，在冬天保持双手温暖，在小儿情绪平稳时进行操作，手法宜轻柔、均匀、持久。

第三，如果在家操作，建议选择小儿的卧室或者其安全熟悉的房间，环境应保持干净且安静，可放一些轻音乐帮助小儿放松身心，室内温度要适中，最好保持在 27℃左右。

第四，小儿肌肤柔嫩，施行手法时要配合适当的介质，如滑石粉、按摩油等，以保护小儿皮肤。

第五，施行推拿时，应根据小儿的具体情况、选穴的部位和操作者手法的需要，选择合适的体位，一般可采用坐位、仰卧位、俯卧位等，准备干净的棉质垫子铺于小儿身下，让其更感自然舒适。

第六，每次推拿时间不宜过长，对新生儿，通常每次按摩 15 分钟左右即可，对于年长儿可每次推拿 20 分钟左右，不宜超过 30 分钟。

第七，建议推拿期间结合饮食调养，小儿应多食新鲜蔬果，推拿后可适当饮用温水以促进机体代谢，忌食生冷，少食甜腻之品。

第八，小儿推拿是一个循序渐进的过程，不可急于求成。

 六、不同体质的小儿推拿调护

（一）生机旺盛质

调养原则：平补阴阳，调和气血。

推拿手法：分推阴阳、摩腹、揉涌泉。

1. 分推阴阳（大横纹）

【位置】位于掌后横纹，近拇指端称阳池，近小指端称阴池，左右各一处。

【操作】小儿取仰卧位或正坐位，手掌侧，术者以两拇指螺纹面手背侧横纹中向两旁分推，称为分推阴阳，又称为分推大横纹。

【次数】100~300 次。

【功用】调和阴阳，补益气血。

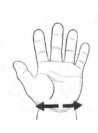 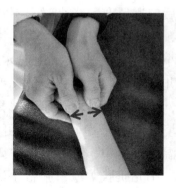

分推阴阳

2. 摩腹

【位置】位于腹部，沿肋弓角边缘自中脘至脐。

【操作】小儿取仰卧位，术者以掌面或四指螺纹面在小儿腹部做抚摩，称为摩腹。逆时针摩为补，顺时针摩为泻，往返抚摩为平补平泻。

【次数】摩约5分钟，顺时针、逆时针各半。

【功用】通上和下，消食导滞。

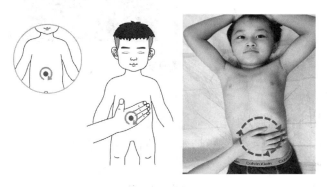

顺时针摩腹

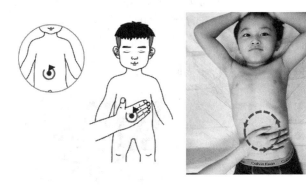

逆时针摩腹

3. 揉涌泉

【位置】位于足底，第二、三跖趾缝纹头端与足跟连线的前1/3与后2/3交点上，即卷足屈趾时，足前部凹陷处，左右各一穴。

【操作】小儿取仰卧位，卷足屈趾，术者以拇指端按揉，称为揉涌泉。

【次数】50~100次。

【功用】泄热宁神，聪耳明目。

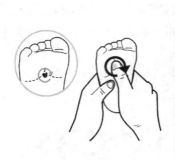
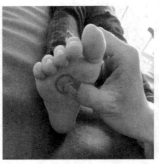

揉涌泉

（二）脾虚质

调养原则：健脾和胃，补益气血。

推拿手法：补脾经、补肺经、补肾经、按揉足三里、捏脊。

1. 补脾经

【位置】位于拇指桡侧缘赤白肉际处，左右各一处。

【操作】小儿取仰卧位或正坐位，仰掌，术者将小儿拇指屈曲，循拇指桡侧边缘由指尖向指根方向直推，称为补脾经。

【次数】100~500次。

【功用】健脾和胃，补益气血。

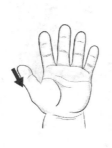
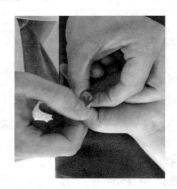

补脾经

2. 补肺经

【位置】位于无名指掌面，自指尖至指根成一直线，左右各一处。

【操作】小儿取仰卧位或正坐位，仰掌，术者一手持小儿无名指以固定，另一手以食、中二指指腹沿整根无名指从指尖推向指根，称为补肺经。

【次数】100～500次。

【功用】补益肺气，止咳化痰。

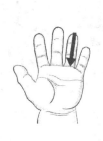
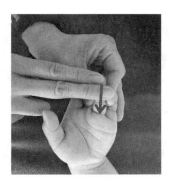

补肺经

3. 补肾经

【位置】位于小指掌面，自指尖至指根成一直线，左右各一处。

【操作】小儿取仰卧位或正坐位，仰掌，术者一手持小儿小指以固定，另一手以食、中二指指腹沿整根小指自指尖直推向指根，称为补肾经。

【次数】100～500次。

【功用】温养下元，纳气定喘。

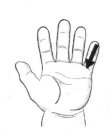
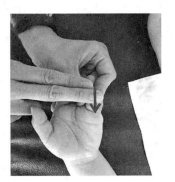

补肾经

4. 按揉足三里

【位置】位于小腿前外侧，外侧膝眼下3寸，胫骨前缘外侧约一横指处，左右各一穴。

【操作】小儿取正坐位或仰卧位，屈膝成直角，术者以拇指指腹按揉，称为按揉足三里。

【次数】50~100 次。

【功用】健脾和胃，补益气血。

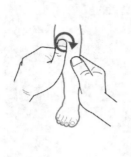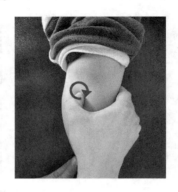

按揉足三里

5. 捏脊

【位置】自尾骶部至项枕部，即长强穴至大椎穴成一直线。

【操作】小儿取俯卧位，术者拇指指腹与食指、中指指腹对合，夹持肌肤，拇指在后，食指、中指在前。然后食指、中指向后捻动，拇指向前推动，边捏边向项枕部推移，每捏 3 下须将背部皮肤向上提一次，称为"捏三提一法"。

【次数】捏 5~10 遍，3~5 分钟为宜。

【功用】疏通经络，调和气血。

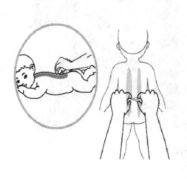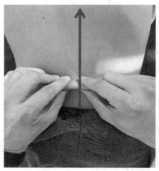

捏脊

（三）积滞质

原则：健脾助运，消积导滞。

小儿推拿：补脾经、按揉足三里、摩腹、揉板门。

1. 补脾经

【位置】位于拇指桡侧赤白肉际处，左右各一处。

【操作】小儿取仰卧位或正坐位，术者将小儿拇指屈曲，循拇指桡侧边缘向指根方向直推，称为补脾经。

【次数】50~100 次。

【功用】健运脾胃，补益气血。

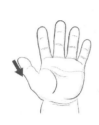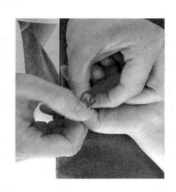

补脾经

2. 按揉足三里

【位置】位于小腿前外侧，外侧膝眼下 3 寸，胫骨前缘外侧约一横指处，左右各一穴。

【操作】小儿取正坐位或仰卧位，屈膝成直角，术者以拇指指腹按揉，称为按揉足三里。

【次数】50~100 次。

【功用】健脾和胃，调中理气。

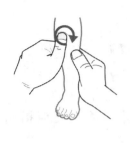
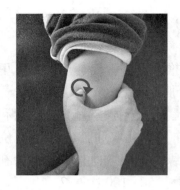

按揉足三里

3. 摩腹

【位置】位于腹部，沿肋弓角边缘自中脘至脐。

【操作】小儿取仰卧位，术者以掌面或四指螺纹面在小儿腹部做抚摩，称为摩腹。逆时针摩为补，顺时针摩为泻，往返抚摩为平补平泻。

【次数】摩约 5 分钟，顺时针、逆时针各半。

【功用】消食导滞，调和肠腑。

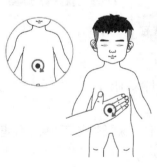
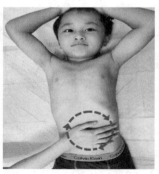

顺时针摩腹

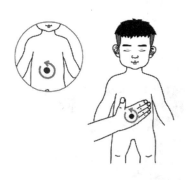
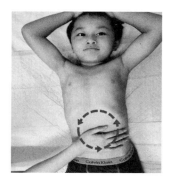

逆时针摩腹

4. 揉板门

【位置】位于拇指下，手掌大鱼际处，左右各一处。

【操作】小儿取仰卧位或正坐位，仰掌，术者以一手持小儿手部以固定，另一手拇指端揉小儿大鱼际平面。

【次数】100～300 次。

【功用】健脾和胃，消食化滞。

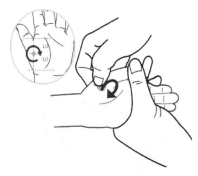
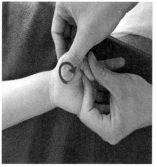

揉板门

（四）热滞质

调养原则：清热泻火，养阴生津。

推拿手法：清肝经、清心经、清大肠、揉运内劳宫、清天河水。

1. 清肝经

【位置】位于食指掌面，自指尖至指根成一直线，左右各一处。

【操作】小儿取仰卧位或正坐位，仰掌，术者一手持小儿食指以固定，自指根向指尖方向直推，称为清肝经。

【次数】100～500次。

【功用】平肝泻火，解郁除烦。

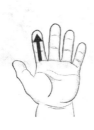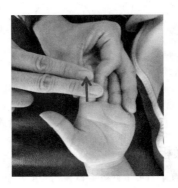

清肝经

2. 清心经

【位置】位于中指掌面，自指尖至指根成一直线，左右各一处。

【操作】小儿取仰卧位或正坐位，仰掌，术者一手持小儿中指以固定，自指根向指尖方向直推，称为清心经。

【次数】100～500次。

【功用】清心泻火，养心安神。

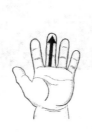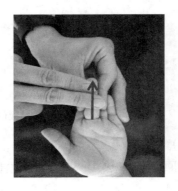

清心经

3. 清大肠

【位置】位于食指桡侧缘，自指尖至虎口成一直线，左右各一处。

【操作】小儿取掌侧位，术者以右手拇指桡侧面，自虎口直推至食指端，称为清大肠。

【次数】100~300次。

【功用】清利肠腑，祛湿导滞。

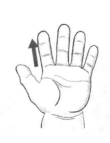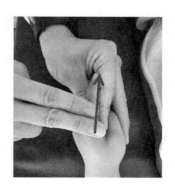

清大肠

4. 揉运内劳宫

【位置】位于手掌心，第二、三掌骨之间偏于第三掌骨，握拳屈指时中指尖所对穴，左右各一穴。

【操作】小儿取仰卧位或正坐位，仰掌，术者以中指指端揉，称为揉内劳宫；或用大指指端沿内劳宫运之，称为运内劳宫。

【次数】揉100~300次，运100次。

【功用】清热除烦，清退虚热。

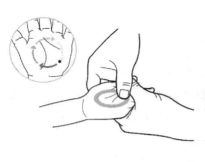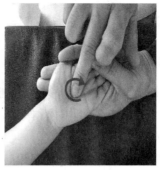

揉运内劳宫

5. 清天河水

【位置】位于前臂内侧正中，自腕横纹至肘横纹成一直线，左右各一处。

【操作】小儿取仰卧位或正坐位，仰掌，术者以食、中指二指腹从腕横纹推至肘横纹，称为清天河水。

【次数】100～300 次。

【功用】清热解毒、泻火除烦。

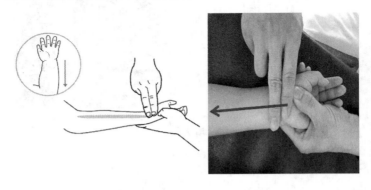

清天河水

（五）湿滞质

调养原则：健脾祛湿，通利二便。

推拿手法：清补脾经、清大肠、退六腑、按揉天枢、摩腹、捏脊。

1. 清补脾经（脾土）

【位置】位于拇指桡侧缘，自指尖至指根成一直线，左右各一处。

【操作】小儿取仰卧位或正坐位，术者以食指和拇指捏住小儿拇指并使其微屈，沿小儿拇指桡侧缘向指根方向直推，称为补脾经或补脾土，反方向即为清脾经，来回推法，称为清补脾经。

【次数】100～500 次。

【功用】补法可健脾和胃，化痰助运；清法可清热利湿，消食导滞。

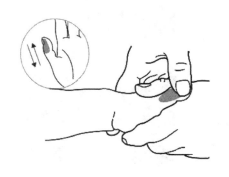
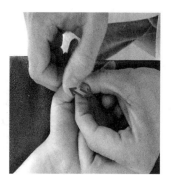

清补脾经

2. 清大肠

【位置】位于食指桡侧缘，自指尖至虎口成一直线。

【操作】小儿取掌侧位，术者以右手拇指桡侧，自虎口直推至指尖，称为清大肠。

【次数】100～500 次。

【功用】清热利湿，调肠通便。

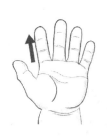
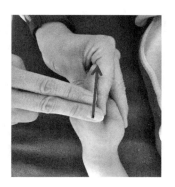

清大肠

3. 退六腑

【位置】位于前臂尺侧缘，自肘横纹至腕横纹成一直线，左右各一处。

【操作】小儿取掌侧位，术者一手握住小儿桡侧腕关节，另一手食指、中指面自肘推向腕，称为退六腑。

【次数】100～500 次。

【功用】清热泻火，凉血解毒、通腑。

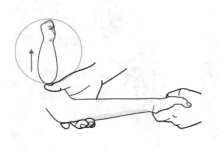
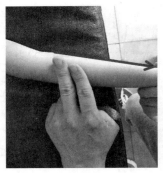

退六腑

4. 按揉天枢

【位置】位于腹部，横平脐中，前正中线旁开 2 寸，左右各一穴。

【操作】小儿取仰卧位，术者以拇指、食指指端分别置于两侧天枢穴按揉，称为按揉天枢。

【次数】50~100 次。

【功用】理气通腑、行气导滞。

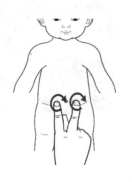
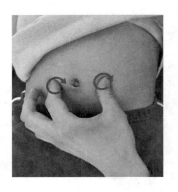

按揉天枢

5. 摩腹

【位置】位于腹部。

【操作】小儿取仰卧位，术者以掌面或四指摩之，称摩腹。逆时针摩为补，顺时针摩为泻，往返摩之为平补平泻。

【次数】摩 5 分钟，顺时针、逆时针各半。

【功用】健脾止泻，降逆止呕。

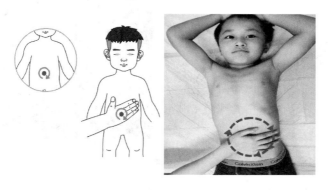

顺时针摩腹

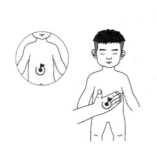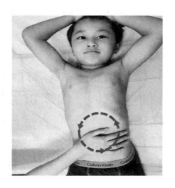

逆时针摩腹

6. 捏脊

【位置】自尾骶部至项枕部，即长强穴至大椎穴成一直线。

【操作】小儿取俯卧位，术者拇指伸直，食指半屈，中指、无名指、小指成半握拳状，拇指螺纹面对准食指的第二指关节的桡侧，两手保持一定的间距，虎口向前，从尾骶部长强穴处开始沿着脊柱向上推捏小儿皮肤至项枕部大椎穴，每捏 3 下须将背部皮肤向上提一次，称为"捏三提一法"。

【次数】捏 5~10 遍，3~5 分钟为宜。

【功用】疏通经络，调和气血。

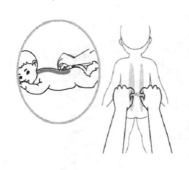
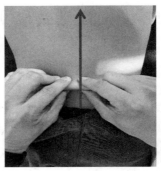

捏脊

（六）心火偏旺质

调养原则：清心泻火，养心安神。

推拿手法：清心经、清大肠、清天河水、退六腑。

1. 清心经

【位置】位于中指掌面，自指尖至指根成一直线，左右各一处。

【操作】小儿取仰卧位或正坐位，仰掌，术者一手持小儿中指以固定，自指根向指尖方向直推，称为清心经。

【次数】100~500次。

【功用】清心泻火，养心安神。

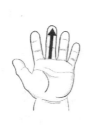
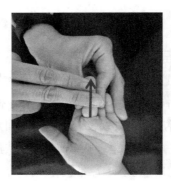

清心经

2. 清大肠

【位置】位于食指桡侧缘，自指尖至虎口成一直线。

【操作】小儿取掌侧位，术者以右手拇指桡侧，自虎口直推至指尖，称为清大肠。

【次数】100~500次。

【功用】清利肠腑，通调二便。

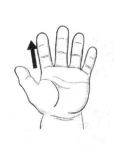
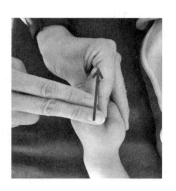

清大肠

3. 清天河水

【位置】位于前臂内侧正中，自腕横纹至肘横纹成一直线，左右各一处。

【操作】小儿取仰卧位或正坐位，术者以食指、中二指指腹从腕横纹推至肘横纹，称为清天河水。

【次数】100~300次。

【功用】清热解毒，泻火除烦。

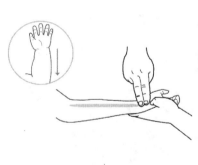
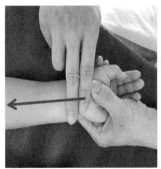

清天河水

4. 退六腑

【位置】位于前臂尺侧缘，自肘横纹至腕横纹成一直线，左右各一处。

【操作】小儿取掌侧位，术者一手握住小儿桡侧腕关节，另一手食指、中指面自肘推向腕，称为退六腑。

【次数】100~500 次。

【功用】清热泻火、凉血解毒、通腑。

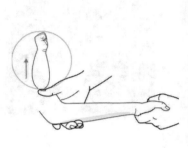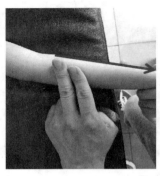

退六腑

（七）异禀质

调养原则：平衡阴阳，益气固表。

推拿手法：补脾经、顺运内八卦、揉按外劳宫、捏脊。

1. 补脾经

【位置】拇指桡侧缘赤白肉际处，左右各一处。

【操作】小儿取仰卧位或正坐位，术者将小儿拇指屈曲，循拇指桡侧边缘向指根方向直推，称为补脾经。

【次数】100~500 次。

【功用】健脾和胃，补益气血。

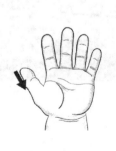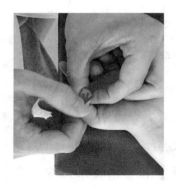

补脾经

2. 顺运内八卦

【位置】在手掌面，以掌心（内劳宫穴）为圆心，以圆心至中指根横纹内 2/3 和外 1/3 交界点为半径，画一圆，八卦穴即在此圆上，左右各一处。

【操作】小儿取仰卧位或正正坐位，掌心朝上，术者一手食、中二指夹住小儿拇指，另一手拇指或食指、中指指腹螺纹面做顺时针方向运法，称为顺运内八卦。

【次数】100~300 次。

【功用】宽胸利膈，理气化痰。

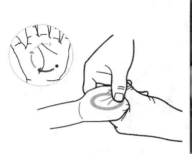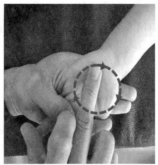

顺运内八卦

3. 按揉外劳宫

【位置】在手背，第二、三掌骨之间，与内劳宫相对处，左右各一穴。

【操作】小儿取仰卧位或正坐位，手背朝上，术者以中指指端按揉之，称为按揉外劳宫。

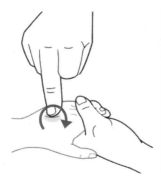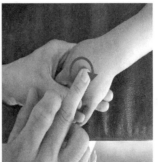

按揉外劳宫

【次数】100~300 次。

【功用】温阳散寒，升阳举陷。

4. 捏脊

【位置】自尾骶部至项枕部，即长强穴至大椎穴成一直线。

【操作】小儿取俯卧位，术者拇指伸直，食指半屈，中指、无名指、小指成半握拳状，拇指螺纹面对准食指的第二指关节的桡侧，两手保持一定的间距，虎口向前，从尾骶部长强穴处开始沿着脊柱向上推捏小儿皮肤至项枕部大椎穴，每捏 3 下须将背部皮肤向上提一次，称为"捏三提一法"。

【次数】捏 5~10 遍，3~5 分钟为宜。

【功用】疏通经络、调和气血。

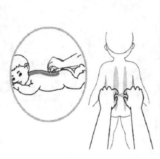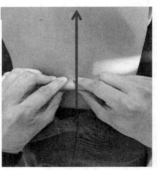

捏脊

本 节 结 语

　　小儿推拿，又称小儿按摩，是以阴阳五行、脏腑经络等学说为理论指导，根据小儿生理病理特点，运用特定手法作用于小儿体表特定穴位或部位，调整小儿脏腑、气血、经络功能，增强小儿身体机能、抗病能力和自然修复能力，促进生长发育，以到防病治病、增强体质的一种绿色疗法。体质不同，选取穴位及补泻手法均有差异，因而，辨证、辨病取穴只有遵循辨体要点正确选择，才能达到预期目的。

第二节　艾灸调护儿童体质

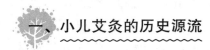

一、小儿艾灸的历史源流

灸法起源于石器时代原始人类的用火经验。《黄帝内经·灵枢·经脉》指出"灸则强食生肉"，即可以增强食欲和强体抗病。《黄帝内经·灵枢·官能》及《黄帝内经·灵枢·终始》两篇先后论述了灸法的适应证及禁忌证，指出"针所不为，灸之所宜……阴阳皆虚，火自当之……经陷下者，火则当之，结络坚紧，火所治之""是谓平地少气者，脉口人迎俱少而不称尺寸也……如此者弗灸"。《黄帝内经·素问·异法方宜论》提道："北方者……风寒冰冽，其民乐野处而乳食，藏寒生满病，其治宜灸焫"。王冰注解为"火艾烧的，谓之灸焫"，因其"燃而不旺火，燃而不自灭"的特点，艾草被选作灸法引火的媒介。综观灸法源流，《黄帝内经》最早记载了关于灸法防病的思想和方法，奠定了灸法防病保健的理论基础。《黄帝内经·灵枢·官能》载："针所不为，灸之所宜，上气不足，推而扬之，下气不足，积而从之，阴阳皆虚，火自当之，厥而寒甚，骨廉陷下，寒过于膝，下陵三里、阴络所过，得之留止，寒入于中，推而行之，经陷下者，火则当之，结络坚紧，火所治之。"《扁鹊心书·须识抚养》云："人于无病之时，常灸关元、气海、命关、中脘……虽未得长生，亦可保百年寿矣。"是故灸法具有温经散寒、行气通络、扶阳固脱、升阳举陷、引热外行、拔毒泄热、消瘀散结、防病保健等作用。《医学入门·针灸》指出："凡病，药之不及，针之不到，必须灸之"，强调了艾灸在疾病治疗过程中的重要性。此后，艾灸治疗在理论上不断完善，应用范围更加广泛，在临床、保健及预防医学领域均发挥了其独特的作用。

二、小儿艾灸常用的方法

（一）艾炷灸

小儿用灸治疗时多采用隔物灸，即在艾炷与皮肤之间垫隔适当的中药材后施灸。根据选用中药材的不同，艾炷灸又分为不同的间接灸，常用的隔物灸有隔姜灸、隔蒜灸、隔葱灸、隔盐灸、隔附子饼灸等。

1. 隔姜灸

将生姜切成厚1~2厘米的姜片，在中心处用针刺数空孔，上置艾炷放在穴位上施灸，若小儿感觉灼热不能忍受，可将姜片向上提起或者缓慢移动姜片，待艾炷燃尽，再换1壮艾炷，一般每次灸3~5壮，直到局部皮肤潮红为止。本法具有温胃止呕、散寒止痛的作用，适用于泄泻、腹痛、虚寒性呕吐、风寒湿痹等病症。

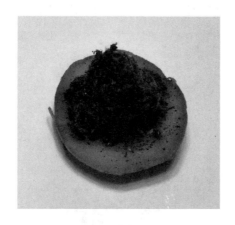

隔姜灸

2. 隔蒜灸

操作方法同上，将把鲜姜片换成鲜蒜片。因大蒜刺激性较强，灸时易起疱，小儿感到热甚或微痛时，应用镊子将蒜片夹起，一般以局部红晕不起疱为宜，注意观察施灸部位有无烫伤。此法具有清热解毒、杀虫的作用，应用本法可治疗哮喘、慢性胃肠疾病等病症。

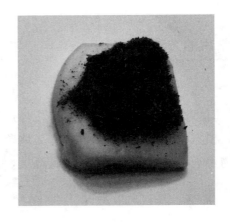

隔蒜灸

3. 隔葱灸

取葱白一束（10余根），将其两端切去，在相距1～1.5cm的两头用线捆扎，再将两头切去，施灸时，将葱段竖立于穴位，上置艾炷施灸，或将葱白捣成泥状，敷于所选穴位，多取脐中及四周，上置艾炷施灸。此法临床适用于腹痛、癃闭、疝气等病症。

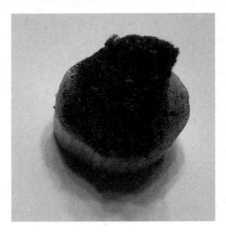

隔葱灸

4. 隔盐灸

选取纯净较细的食盐填敷于脐部，上置大艾炷施灸，若小儿稍感灼痛，即须更换艾炷。也可在食盐上放置姜片，姜片上置艾炷施灸。本法具有回阳、救逆、固脱之功效，常用于伤寒阴证、小儿急性腹痛、吐泻并作、痢疾、四肢厥逆等病症。治疗过程中要连续施灸，不拘壮数，以期肢温、脉起、证候改善。

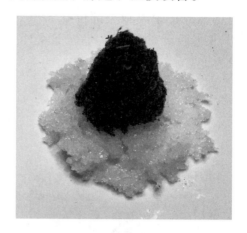

隔盐灸

5. 隔附子饼灸

将附子研成粉末，用酒调和做成直径约 3 厘米，厚约 0.8 厘米的药饼，中间针刺数孔，放在应灸腧穴或患处，上置艾炷，点燃施灸。此法有温补肾阳等作用，多用于治疗命门火衰而致的创面久溃不敛等病症。

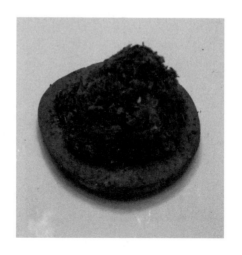

隔附子饼灸

（二）艾条灸

常用的艾条灸法有以下几种。

1. 温和灸

将艾条的一端点燃，在距离施灸部位 0.5~1 寸处进行熏灸，以小儿自觉局部有温热感而无灼痛感为宜。通常每穴灸 5~10 分钟，以皮肤稍出现红晕为度。

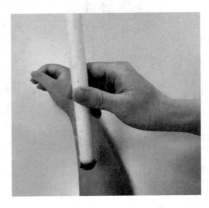

温和灸

2. 雀啄灸

施灸时，并不是将艾条点燃的一端与施灸部位固定在一定的距离，而是像鸟雀啄食一样，一上一下移动，直至皮肤出现红晕。施灸动作类似麻雀啄食，故得名。多用于急症和较顽固的病症。

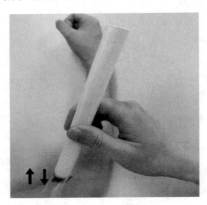

雀啄灸

3. 回旋灸

施灸时，将艾条点燃的一端，在施灸部位的周围不断缓慢地做反复旋转运动。此灸法是小儿艾灸常用治疗方法，适用于年龄较大的儿童，也可应用于婴幼儿，通常用于治疗一些五官疾病。

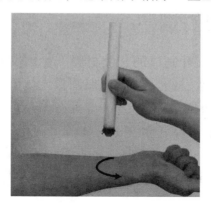

回旋灸

（三）温灸器灸

使用温灸器施灸时，必须使用特别的灸具，通常为木制的或金属圆筒器具，筒体有小孔可以通风出烟。施灸时，首先将艾绒或药物装入温灸器的小筒内，点燃后待其烧旺时将盖扣好，置于施灸的穴位，以局部出现红晕为度。此灸法适用于较大部位施灸，如腰背、腹部，小儿易于接受温灸器灸。本法能治疗遗尿、厌食、泄泻、反复上呼吸道感染等，平时亦可强身健体。

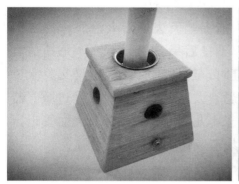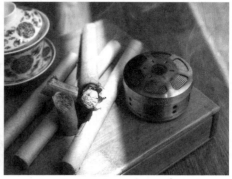

温灸器灸

三、小儿艾灸的作用机理

小儿艾灸是用艾叶制成的艾灸材料产生的艾热，刺激体表穴位或特定部位，通过激发经气的活动来调整人体脏腑气血阴阳，从而达到防病治病目的的一种治疗方法，具有温经散寒、行气活血、扶阳固本、祛风解表等作用。

四、小儿艾灸的适应证和禁忌证

艾灸临床适应范围比较广泛，艾草性热，灸为火疗，适用于感受外寒或素体脾胃虚弱、虚寒内生、寒湿内盛等寒邪内伏及痰湿结聚者，气虚下陷、阴阳虚弱之筋脉拘急者的治疗。如各种痛症、感冒、鼻炎、咳嗽、厌食、消化不良、脏器下垂、脱肛、遗尿、疝气、痿痹、瘿瘤瘰疬、疮疡肿痛、生长发育迟缓等疾病及寒性体质的调节。艾灸不仅对阴症、寒症、虚症有效，对阳症、热症、实症也有疗效。"热者灸之，引郁热之气外发"，如疔疮、疖肿、甲沟炎、痔疮等疾患，于初起时灸之。临床亦有灸大椎退热的报道。并可运用于小儿日常保健，以激发机体阳气，提升免疫力。

艾灸虽应用广泛，应以适度为前提。灸法是借火治病，灸之不当，则火邪内攻，灼耗阴血，引起不良后果，不可不慎。尤其是实热证、阴虚发热者更是如此。保健时，热性体质者不建议艾灸。过饱、过劳、过饥、大渴、大惊、大恐、大怒者慎灸，对艾叶过敏、器质性心脏病、精神分裂症禁灸。对于小儿颜面部、颈部及大血管走行的体表区域、黏膜附近操作不当，易造成伤害，均不建议施灸。

五、小儿艾灸的注意事项

第一，小儿艾灸应选择质量好、气味不刺鼻的艾条，可使用艾灸盒控制温度，以防烫伤，保证施灸环境温度适宜、空气流通、清洁干燥，小儿体位舒适自然、心情平静愉快，以及术者取穴准确。

第二，激烈运动后不宜施灸，施灸后 4~6 小时不宜洗澡。

第三，施灸的顺序遵循先阳后阴、先上后下及先少后多，即先灸头顶，次灸腰背部，再灸胸腹部，末灸四肢，循序渐进，初次使用要注意掌握好刺激量，先小剂量，以后再加大剂量，如用小艾炷，灸的时间可短一些，壮数小一些，通常需要坚持 1~6 个月，疗效才能显著。

第四，注意施灸的温度，术者可将食指和中指置于施灸部位的两侧，以感知温度，做到既不烫伤皮肤，又能收到良好施灸效果。

第五，一旦晕灸，如头晕眼花、恶心欲吐、面色苍白、心慌汗出甚至晕倒，应立即停止施灸，并躺下静卧，可灸足三里穴，必要时针刺人中、百会、十宣等穴。

六、不同体质的小儿艾灸调护

（一）生机旺盛质

艾灸原则：培元固本，调和气血。

艾灸穴位：命门、神阙、气海、关元、足三里、三阴交。

1. 命门

【位置】位于腰部，当后正中线上，第二腰椎棘突下凹陷处。

【操作】小儿取俯卧位，术者手持艾条温和熏蒸命门穴或将点燃的艾灸盒置于命门穴上施灸，以温热舒适而无灼烫感为宜。

【时间】10 分钟。

【功用】培元固本，强腰健膝。

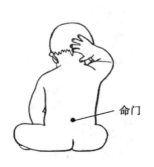
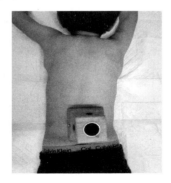

命门

2. 神阙

【位置】位于腹中部，脐中央。

【操作】小儿取仰卧位，术者手持艾条温和熏蒸神阙穴或将点燃的艾灸盒置于神阙穴上施灸，以温热舒适而无灼烫感为宜。

【时间】5~10分钟。

【功用】培元固本，温阳散寒。

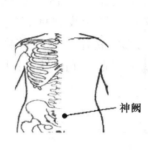
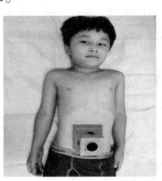

神阙

3. 气海

【位置】位于下腹部，前正中线上，脐中下1.5寸，神阙穴与关元穴中间。

【操作】小儿取仰卧位，术者手持艾条温和熏灸气海穴或将点燃的艾灸盒置于气海穴上施灸，以温热舒适而无灼烫感为宜。

【时间】10分钟。

【功用】补气助阳，益肾固精。

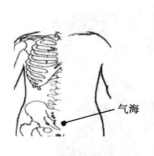
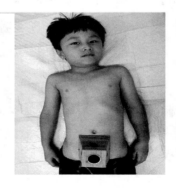

气海

4. 关元

【位置】位于下腹部，前正中线上，当脐中下 3 寸。

【操作】小儿取仰卧位，术者手持艾条温和熏蒸关元穴或将点燃的艾灸盒置于关元穴上施灸，以施灸部位温热舒适而无灼烫感为宜。

【时间】10 分钟。

【功用】培补元气，温阳祛寒。

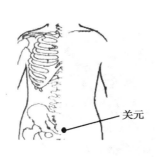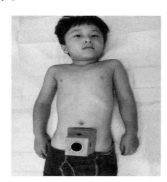

关元

5. 足三里

【位置】位于小腿前外侧，外膝眼下 3 寸，距胫骨前缘一横指，左右各一穴。

【操作】小儿取正坐位或仰卧位，屈膝，术者手持艾条温和熏蒸足三里穴，以温热舒适而无灼烫感为宜。

【时间】10 分钟。

【功用】补中益气，强身健体。

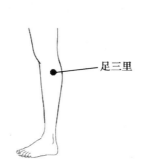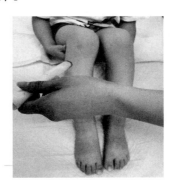

足三里

6. 三阴交

【位置】位于小腿内侧，足内踝尖上 3 寸，胫骨内侧缘后方，左右各一穴。

【操作】小儿取正坐位或仰卧位，屈膝，术者手持艾灸回旋灸三阴交穴，以局部皮肤出现红晕为宜。

【时间】10 分钟。

【功用】健脾益血，调肝补肾。

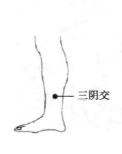
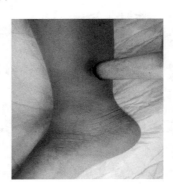

三阴交

（二）脾虚质

艾灸原则：健脾和胃，疏肝理气。

艾灸穴位：上脘、章门、大横、太白、足三里。

1. 上脘

【位置】位于上腹部，前正中线上，脐中上 5 寸。

【操作】小儿取仰卧位，术者手持艾条温和熏蒸上脘穴或将点燃的艾灸盒置于上脘穴上施灸，以温热舒适而无灼烫感为宜。

【时间】3~5 分钟。

【功用】健脾和胃，抑冲降逆。

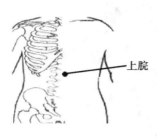
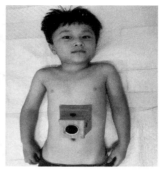

上脘

2. 章门

【位置】位于侧腹部，第十一肋游离端的下方，即屈肘合腋时肘尖正对是穴，左右各一穴。

【操作】小儿取仰卧位或侧卧位，术者手持艾条温和熏灸章门穴，以温热舒适而无灼烫感为宜。

【时间】3~5分钟。

【功用】健脾和胃，疏肝理气。

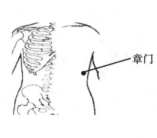
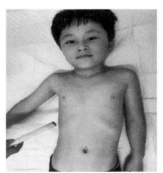

章门

3. 大横

【位置】位于腹中部平脐，距脐中4寸，左右各一穴。

【操作】小儿取仰卧位，术者手持艾条温和熏灸大横穴，以温热舒适而无灼烫感为宜。

【时间】3~5分钟。

【功用】健脾祛湿，调肠理胃。

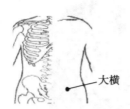

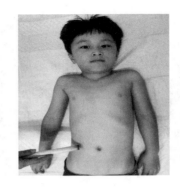

大横

4. 太白

【位置】位于足内侧缘，第一跖趾关节后下方赤白肉际凹陷处，左右各一穴。

【操作】小儿取坐位或仰卧位，屈膝，术者手持艾条温和熏蒸太白穴，以温热舒适而无灼烫感为宜。

【时间】3~5分钟。

【功用】健脾和中，涩肠止泻。

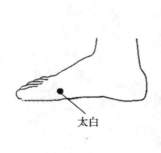

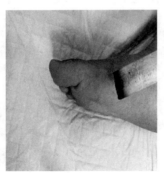

太白

5. 足三里

【位置】位于小腿前外侧，外膝眼下3寸，距胫骨前缘一横指，左右各一穴。

【操作】小儿取正坐位或仰卧位，屈膝，术者手持艾条温和熏蒸足三里穴，以温热舒适而无灼烫感为宜。

【时间】10分钟。

【功用】补中益气，调和脾胃。

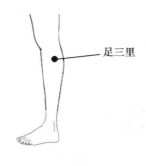
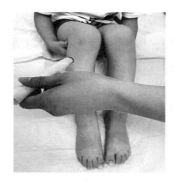

足三里

（三）积滞质

艾灸原则：健脾化积，消食导滞。

艾灸穴位：上巨虚、足三里、商丘、公孙。

1. 上巨虚

【位置】位于小腿前外侧，犊鼻下 6 寸，距胫骨前缘一横指，左右各一穴。

【操作】小儿取正坐位或仰卧位，屈膝，术者手持艾条雀啄灸上巨虚穴，以局部皮肤泛红湿润为宜。

【时间】10 分钟。

【功用】理气和胃，通调肠腑。

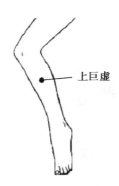
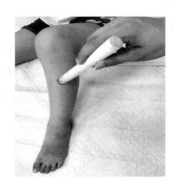

上巨虚

2. 足三里

【位置】位于小腿前外侧，外膝眼下 3 寸，距胫骨前缘一横指，左右各一穴。

【操作】小儿取正坐位或仰卧位，屈膝，术者手持艾条温和熏灸足三里穴，以温热舒适而无灼烫感为宜。

【时间】10 分钟。

【功用】健脾助运，消食导滞。

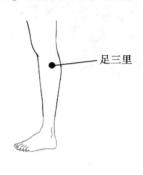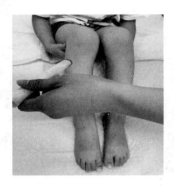

足三里

3．商丘

【位置】位于足内踝前下方凹陷处，舟骨结节与内踝尖连线的中点，左右各一穴。

【操作】小儿取正坐位或仰卧位，屈膝，术者手持艾条温和熏灸商丘穴，以温热舒适而无灼烫感为宜。

【时间】3~5 分钟。

【功用】健脾化湿，通调肠胃。

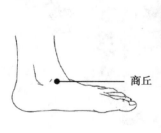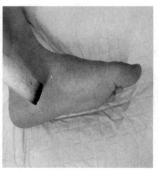

商丘

4. 公孙

【位置】位于足内侧缘，第一跖骨基底的前下方赤白肉际处，左右各一穴。

【操作】小儿取正坐位或仰卧位，屈膝，术者手持艾条雀啄灸公孙穴，以局部皮肤泛红湿润为宜。

【时间】3~5分钟。

【功用】健脾益胃，消痞除积。

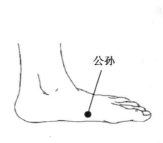
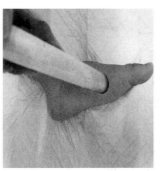

公孙

（四）热滞质

艾灸原则：清热泻火，疏风解表。

艾灸穴位：大椎、合谷、内劳宫、少府、尺泽。

1. 大椎

【位置】位于后正中线上，第七颈椎棘突下凹陷处，即颈后隆起最高处下凹陷处。

【操作】小儿取正坐位，俯头屈颈，术者手持艾条雀啄灸大椎穴，以局部皮肤泛红湿润为宜。

【时间】5~10分钟。

【功用】清热解表，肃肺调气。

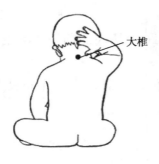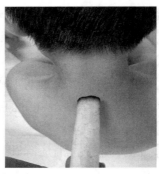

大椎

2. 合谷

【位置】位于手背第一、第二掌骨间，第二掌骨桡侧的中点处，即以一手的拇指指骨关节横纹，放在另一手拇指、食指之间的指蹼缘上，拇指尖下是穴，左右各一穴。

【操作】小儿取掌侧位，微握拳，术者手持艾条温和熏灸合谷穴，以温热舒适而无灼烫感为宜。

【时间】5~10分钟。

【功用】清热解表，通经活络。

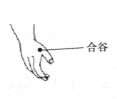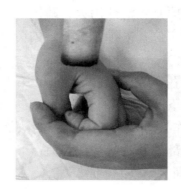

合谷

3. 内劳宫

【位置】位于掌心，第二、三掌骨之间，偏于第三掌骨，握拳屈指时中指尖处，左右各一穴。

【操作】小儿取仰卧位或正坐位，仰掌，术者手持艾条温和熏灸内劳宫穴，以温热舒适而无灼烫感为宜。

【时间】10 分钟。

【功用】清心泻火，安神宁心。

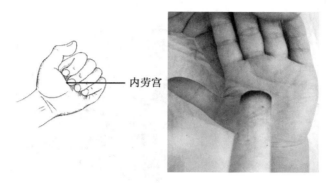

内劳宫

4. 少府

【位置】位于手掌面，第四、五掌骨间，握拳时小指尖是穴，左右各一穴。

【操作】小儿取仰卧位或正坐位，仰掌，术者手持艾条温和熏灸少府穴，以温热舒适而无灼烫感为宜。

【时间】3~5 分钟。

【功用】清心泻火，清热利湿。

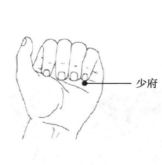
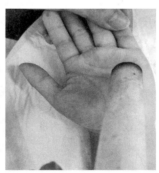

少府

5. 尺泽

【位置】位于肘横纹上，肱二头肌腱桡侧凹陷处，左右各一穴。

【操作】小儿取正坐位或仰卧位，仰掌，微屈肘，术者手持艾条温和熏灸尺泽穴，以温热舒适而无灼烫感为宜。

【时间】3~5 分钟。

【功用】清肺泻火，通络止痛。

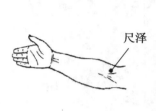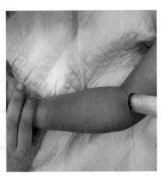

尺泽

（五）湿滞质

艾灸原则：温阳利水，健脾祛湿。

艾灸穴位：大椎、神阙、足三里、三阴交。

1. 大椎

【位置】位于后正中线上，第七颈椎棘突下凹陷处，即颈后隆起最高处下凹陷处。

【操作】小儿取正坐位，俯头屈颈，术者手持艾条雀啄灸大椎穴，以局部皮肤泛红湿润为宜。

【时间】5~10 分钟。

【功用】清热利湿，活血通络。

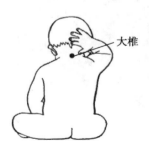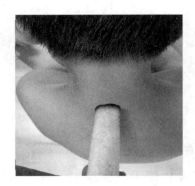

大椎

2. 神阙

【位置】位于腹中部，脐中央。

【操作】小儿取仰卧位，术者手持艾条温和熏灸神阙穴或将点燃的艾灸盒置于神阙穴上施灸，以温热舒适而无灼烫感为宜。

【时间】5~10分钟。

【功用】温阳利水，养血祛风。

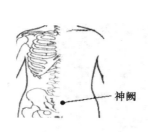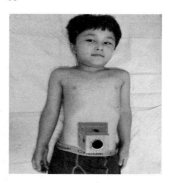

神阙

3. 足三里

【位置】位于小腿前外侧，外膝眼下3寸，距胫骨前缘一横指，左右各一穴。

【操作】小儿取正坐位或仰卧位，屈膝，术者手持艾条温和熏灸足三里穴，以温热舒适而无灼烫感为宜。

【时间】10分钟。

【功用】祛除寒湿，温经通络。

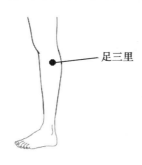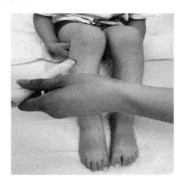

足三里

4. 三阴交

【位置】位于小腿内侧，足内踝尖上 3 寸，胫骨内侧缘后方，左右各一穴。

【操作】小儿取正坐位或仰卧位，屈膝，术者手持艾灸回旋灸三阴交穴。

【时间】10 分钟。

【功用】健脾祛湿，活血通络。

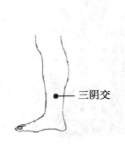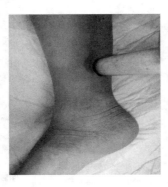

三阴交

（六）心火偏旺质

艾灸原则：清心泻火，宁心安神。

艾灸穴位：心腧、液门、大陵、关元、内庭。

1. 心腧

【位置】位于背部，第五胸椎棘突下，旁开 1.5 寸，左右各一穴。

【操作】小儿取俯卧位，术者手持艾条灸温和熏蒸心腧，以局部皮肤稍出现红晕为宜。

【时间】5~10 分钟。

【功用】清心泻火，行气活血。

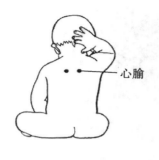
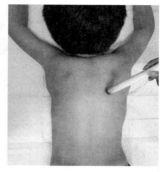

心腧

2. 液门

【位置】位于手背部，第四、五指间，指蹼缘后方赤白肉际处，左右各一穴。

【操作】小儿取正坐位或仰卧位，俯掌，术者手持艾条温和熏灸液门穴，以温热舒适而无灼烫感为宜。

【时间】3~5分钟。

【功用】疏风散邪，清热消肿。

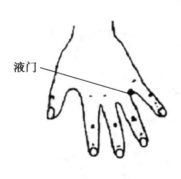
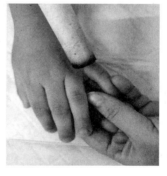

液门

3. 大陵

【位置】位于腕掌横纹的中点，掌长肌腱与桡侧腕屈肌腱之间，左右各一穴。

【操作】小儿取仰卧位或坐位，仰掌，术者手持艾条温和熏灸大陵穴，以温热舒适而无灼烫感为宜。

【时间】3~5分钟。

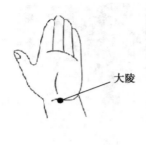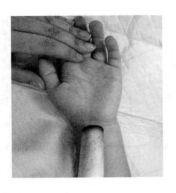

大陵

【功用】燥湿生气，通心活络。

4．关元

【位置】位于下腹部，前正中线上，脐中下3寸。

【操作】小儿取仰卧位，术者手持艾条温和熏灸关元穴或将点燃的艾灸盒置于关元穴上施灸，以施灸部位温热舒适而无灼烫感为宜。

【时间】10分钟。

【功用】导赤通淋，清利下焦。

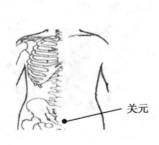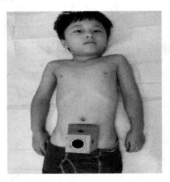

关元

5．内庭

【位置】位于足背，第二、三跖骨结合部前方凹陷处，左右各一穴。

【操作】小儿取正坐位或仰卧位，屈膝，术者手持艾条温和熏灸内庭穴，以温热舒适而无灼烫感为宜。

【时间】3~5分钟。

【功用】清降胃火，通调腑气。

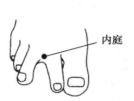
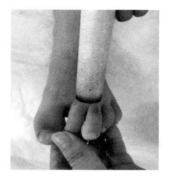

内庭

（七）异禀质

艾灸原则：调和阴阳，培补后天。

艾灸穴位：大椎、神阙、足三里、三阴交。

1. 大椎

【位置】位于后正中线上，第七颈椎棘突下凹陷处。

【操作】小儿取正坐位，俯头屈颈，术者手持艾条雀啄灸大椎穴，以局部皮肤泛红湿润为宜。

【时间】5~10分钟。

【功用】益气壮阳，温经通络。

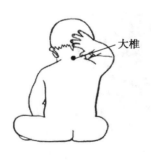
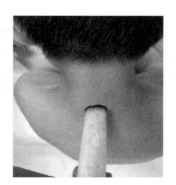

大椎

2. 神阙

【位置】位于腹中部，脐中央。

【操作】小儿取仰卧位，术者手持艾条温和熏灸神阙穴或将点燃的艾灸盒置于神阙穴上施灸，以温热舒适而无灼烫感为宜。

【时间】5~10分钟。

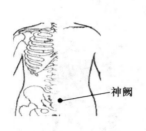

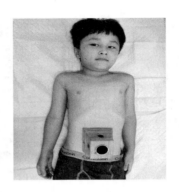

神阙

【功用】培元固本，通调肠腑。

3. 足三里

【位置】位于小腿前外侧，外膝眼下3寸，距胫骨前缘一横指，左右各一穴。

【操作】小儿取正坐位或仰卧位，屈膝，术者手持艾条温和熏灸足三里穴，以温热舒适而无灼烫感为宜。

【时间】10分钟。

【功用】健脾益气，培补后天。

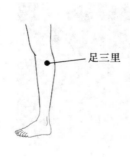

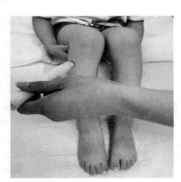

足三里

4. 三阴交

【位置】位于小腿内侧，当足内踝尖上3寸，胫骨内侧缘后方，左右各一穴。

【操作】小儿取正坐位或仰卧位，屈膝，术者手持艾灸回旋灸三阴交穴，以局部皮肤出现红晕为宜。

【时间】10分钟。

【功用】健脾和胃，行气活血。

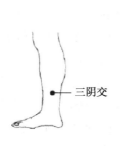

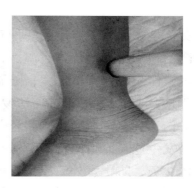

三阴交

本 节 结 语

　　小儿艾灸是改善寒性体质的一种有效的治疗方法，借灸火温热之力以及药物的作用进行烧灼、温熨，达到增强体质和防病保健的目的。艾灸操作简便、成本低廉，随着灸法、用具和材料的不断改进，更便于应用推广。儿童对灸法易产生恐惧心理，儿童皮肤娇嫩，容易烫伤，甚至留下疤痕，而且儿童自身多动，对危险认识不足，更容易发生危险，因而应规范操作。在对小儿施行艾灸时，更应注意辨体艾灸，防止意外、感染，解除儿童的恐惧心理，操作要规范，术者要细心、专心、耐心，才能见成效。在偏颇体质的调理中可适用于脾虚质、湿滞质、异禀质等虚寒本质的调护，而热滞质及心火偏旺质不建议作为首选，对艾灸也具有清热泻火解毒作用有所了解即可。

第三节 拔罐调护儿童体质

一、小儿拔罐的历史源流

拔罐疗法，古称"角法"。1973 年湖南长沙马王堆三号汉墓出土的帛书，即现存最早的医书《五十二病方》就有关于角法治病的记述。"牡痔居窍旁，大者如枣，小者如枣核者方：以小角角之，如孰二斗米顷，而张角，絮以小绳，剖以刀。"后世学者对上文做解读，认为书中提到战国时期王室贵族治疗外痔时，先用火罐拔出痔疮核，后用细丝线系起来，最后用针刀将痔疮核割下来。隋唐时期拔罐用竹筒，称为"煮拔筒法""煮竹筒法"或"煮罐法"，清代使用陶罐者称为"火罐气"，新中国成立后，逐渐称为"拔火罐"。

二、小儿拔罐的常用方法

1. 火罐法

火罐法是利用燃烧罐内空气形成负压，将罐吸附于皮肤上。用棉棒或者镊子夹住棉球，蘸上酒精在罐子底部擦拭一下，点燃酒精棉球并迅速在罐内绕数圈后抽出，快速将罐口扣在应拔的部位上即可。根据病情需要，可采取留罐（留置 5~10 分钟）、闪罐（将罐拔上迅即起下，再拔上，再起下，如此反复吸拔多次，至皮肤潮红为止）、走罐等法。主治小儿感冒、哮喘、支气管炎、急性胃肠炎、消化不良、百日咳、扁桃体炎、近视等病症。

2. 走罐法

走罐法又称推罐法，它是延伸单纯拔罐"吸力"为动态"滑动摩擦力"即结合单罐的负压吸力与走罐时的摩擦力，作用于人体体表皮层。通过掌握走罐的速度、频率、密度（面积），控制合力的大小、方向、作用力点，有可能达到选择性和增强吸拔的强刺激、弱刺激，调节人体脏腑、经络气血功能，起到防治疾病的作用。操作时多采用俯卧位，须选口径较大的罐，罐口要平滑且较厚实，先在罐口涂一些润滑油脂或在走罐所经皮肤上涂以润滑油脂，将罐吸拔好后，握住罐底，稍倾斜，即推动方向的后边着力，前边略提起，慢慢向前推动，这样在皮肤表面上下或左右或循经，来回推拉移动数次，至皮肤潮红为止。主治小儿热证、实证、实寒证、瘀血证，尤其是急性热证，适用于面积较大、肌肉丰厚的部位，如腰背部、大腿等处。

3. 水罐法

水罐法选用形如成人拇指的小竹罐，利用空气受热膨胀原理，通过蒸汽、水煮等方法加热罐内空气，利用罐内空气冷却造成负压，使罐吸附于体表。操作时常将水（勿超过壶嘴）放在小水壶内煮沸，至水蒸气从壶嘴或套于壶嘴的皮管内大量喷出时，将壶嘴或皮管插入罐内 2~3 分钟后取出，迅速将罐扣于治疗部位。主治小儿上呼吸道感染、支气管炎、支气管肺炎。

4. 抽气罐法

抽气罐法是以一种特制的罐具和一套抽气装置，通过直接抽吸罐内空气的方式形成罐内负压的拔罐方法。操作时先将抽气罐紧扣在应拔部位，用抽气筒从罐内抽气，使罐吸附于皮肤上。主治小儿感冒、咽喉肿痛、泄泻、哮喘、小儿厌食、小儿遗尿、便秘等病症。

5. 其他罐法

如拔挤气罐、电磁罐、远红外罐、药物多功能罐等，可配合相应的治疗仪进行常规操作。

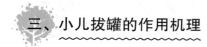

三、小儿拔罐的作用机理

拔罐作用于皮部，建立在负压或温热作用的基础上，对局部皮肤有温热刺激作用，增强血管壁的通透性，调节微循环，促进血液循环，加快新陈代谢。因此拔罐疗法有祛风散寒、温经止痉、行气

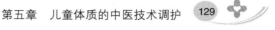

活血、舒筋活络、清热泻火以及排脓拔毒等作用。

四、小儿拔罐的适应证和禁忌证

拔罐疗法适用于依从性较好的年长儿，婴幼儿慎用，常用于小儿发热、咳嗽、哮喘、呕吐、厌食、呃逆、遗尿、夜啼、泄泻、便秘、腹胀、腹痛、胁痛、心悸、多梦、不寐、健忘等病症。

以下情况不宜应用拔罐治疗：

第一，小儿患有出血倾向的疾病，如重度贫血、血小板减少症、白血病、过敏性紫癜等；

第二，皮肤过敏、外伤、溃疡处禁用；

第三，高热抽搐或心、肝、肾功能不全者禁用；

第四，大汗、大渴、过饱、过饥、过劳情况下不宜。

五、小儿拔罐的注意事项

第一，根据儿童年龄大小选择直径大小不同的罐具，并选择舒适体位，幼儿一般采用卧位，操作过程中避免改变体位，以防罐具脱落。初次接受拔罐或体质相对虚弱的儿童，拔罐数量宜少，留罐时间宜短。

第二，拔火罐前应排空二便，并充分暴露应拔部位或穴位，毛发较多的部位宜先刮除毛发，皮肤过敏或溃疡破损处不宜拔罐，以防感染。

第三，点燃乙醇棉球前不可蘸取过多乙醇，以免拔罐时不慎滴落到儿童皮肤上而造成烧烫伤，燃火伸入罐内的位置，以罐口与罐底的外 1/3 至内 2/3 处为宜，手法要熟练，动作要轻、快、稳、准，方使罐拔紧，吸附有力。若不慎出现烧烫伤，须按外科烧烫伤常规处理。

第四，起罐时不可硬拉或旋转罐具，否则会引起疼痛，甚至损伤皮肤。留罐时间不宜过长，通常以 5 分钟为宜，因为拔火罐的效果不在于时间，时间过长可能会引起皮肤感染、起水疱等。

第五，拔罐过程中如果出现拔罐局部疼痛，处理方法有减压放气、立即起罐等。若出现头晕、胸闷、恶心欲呕、肢体发软、冷汗淋漓，甚至暂时性意识丧失等晕罐现象，处理方法是立即起罐，使患儿呈头低脚高卧位，必要时可饮用温开水或温糖水，掐人中穴等密切观察面色、血压、心率等变化，严重者按晕厥处理。

第六，起罐后，若拔罐处部位局部发红，或呈现点片状紫红色瘀点、瘀斑，或兼微热痛感，皆是拔罐的正常反应，一般不需要特殊处理，可自行消退；若局部瘀血严重，不宜在原位再拔；对于因留罐时间过长而出现的小水疱，不需特殊处理，但须谨防擦破感染，可用无菌注射器针头刺破大水疱，放出疱内液体，涂以碘伏消毒以防感染。

第七，拔火罐后3小时内应避风寒，不宜洗澡，因为拔火罐后皮肤处于毛孔张开的状态，容易引风寒之邪入里。

六、不同体质的小儿拔罐调护

（一）生机旺盛质

拔罐原则：平衡阴阳，健脾益肾。

拔罐穴位：足三里、三阴交、涌泉、任督二脉。

1. 足三里

【位置】位于小腿前外侧，外膝眼下3寸，距胫骨前缘一横指，左右各一穴。

【操作】小儿取正坐位或仰卧位，屈膝，术者将罐吸附于足三里穴上，以局部皮肤泛红、充血为度。

【时间】留罐5分钟。

【功用】健脾和胃，保健强壮。

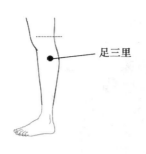
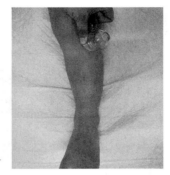

足三里

2. 三阴交

【位置】位于小腿内侧，足内踝尖上 3 寸，胫骨内侧缘后方，左右各一穴。

【操作】小儿取正坐位或仰卧位，屈膝，术者将罐吸附于三阴交穴上，以局部皮肤泛红、充血为度。

【时间】留罐 5 分钟。

【功用】调肝补肾，健脾养血。

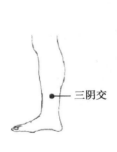
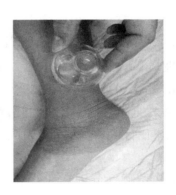

三阴交

3. 涌泉

【位置】位于足底，第二、三跖趾缝纹头端与足跟连线的前 1/3 与后 2/3 交点上，即卷足屈趾时，足前部凹陷处，左右各一穴。

【操作】小儿取仰卧位，卷足屈趾，术者将罐吸附于涌泉穴上，以局部皮肤泛红、充血为度。

【时间】留罐 5 分钟。

【功用】祛湿化浊，补益肾精。

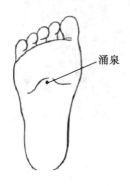
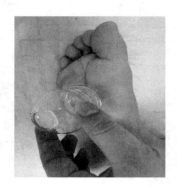

涌泉

4. 任督二脉

【位置】任脉起于小腹内，下出于会阴部，循腹沿前正中线上行，经关元等穴至咽喉，在上行环绕口唇，经面部进入目眶下，位于腹部前正中线上。督脉同起于小腹内，下行于会阴部，向后从尾骨端上行脊柱的内部，上达项后，进入脑内，上行至巅顶，沿前额下行鼻柱，位于背部后正中线上。

【操作】任脉选取正坐位或仰卧位，从中极至膻中，督脉选取正坐位或俯卧位，从长强至大椎，术者将多个罐分别吸附于任脉及督脉循行的部位，以局部皮肤泛红、充血为度。也可采用走罐法，选用玻璃罐为宜，在罐口涂上润滑剂，将罐吸上后，握住罐底，稍倾斜，慢慢向前推动，在皮肤表面上下来回推动数次，至皮肤潮红为止。

【时间】留罐 5 分钟。

【功用】平衡阴阳，疏通经络。

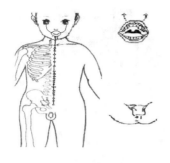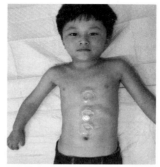

任脉

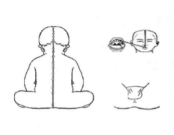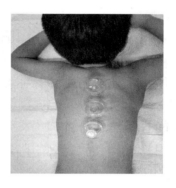

督脉

（二）脾虚质

拔罐原则：补益气血，健脾和胃。

拔罐穴位：脾腧、胃腧、中脘、足三里。

1. 脾腧

【位置】位于背部，第十一胸椎棘突下，旁开 1.5 寸，左右各一穴。

【操作】小儿取正坐位或俯卧位，术者将罐吸附于脾腧上，以局部皮肤泛红、充血为度。

【时间】留罐 5 分钟。

【功用】健脾和胃，利湿升清。

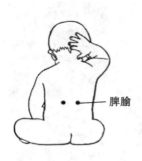
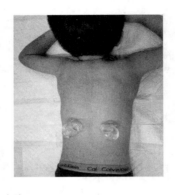

脾腧

2. 胃腧

【位置】位于背部，第十二胸椎棘突下，后正中线旁开 1.5 寸，左右各一穴。

【操作】小儿取俯卧位，术者将罐吸附于胃腧上，以局部皮肤泛红、充血为度。

【时间】留罐 5 分钟。

【功用】健脾和胃，理中降逆。

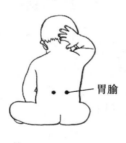
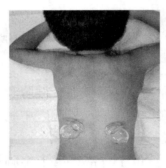

胃腧

3. 中脘

【位置】位于上腹部，前正中线上，脐中上 4 寸，即胸骨柄和脐连线中点处。

【操作】小儿取正坐位或仰卧位，术者将罐吸附于中脘穴上，以局部皮肤泛红、充血为度。

【时间】留罐 5 分钟。

【功用】调和脾胃，消食导滞。

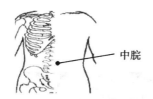
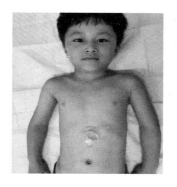

中脘

中脘

4. 足三里

【位置】位于小腿前外侧，外膝眼下 3 寸，距胫骨前缘一横指，左右各一穴。

【操作】小儿取正坐位或仰卧位，屈膝，术者将罐吸附于足三里穴上，以局部皮肤泛红、充血为度。

【时间】留罐 5 分钟。

【功用】健脾和胃，补中益气。

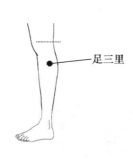
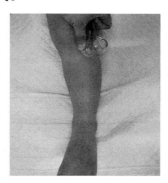

足三里

足三里

（三）积滞质

拔罐原则：健运脾胃，消食化积。

拔罐穴位：大肠腧、小肠腧、足三里、上巨虚。

1. 大肠腧

【位置】位于腰部，第四腰椎棘突下，后正中线旁开 1.5 寸，左右各一穴。

【操作】小儿取正坐位或俯卧位，术者将罐吸附于大肠腧上，以局部皮肤泛红、充血为度。

【时间】留罐5分钟。

【功用】理气降逆，调和肠胃。

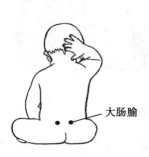
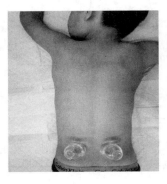

大肠腧

2. 小肠腧

【位置】位于骶区，横平第一骶后孔，骶正中嵴旁开1.5寸，左右各一穴。

【操作】小儿取正坐位或俯卧位，术者将罐吸附于小肠腧上，以局部皮肤泛红、充血为度。

【时间】留罐5分钟。

【功用】通腑泄热，通调二便。

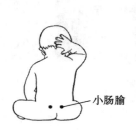
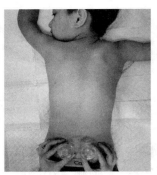

小肠腧

3. 足三里

【位置】位于小腿前外侧，外膝眼下3寸，距胫骨前缘一横指，左右各一穴。

【操作】小儿取正坐位或仰卧位，屈膝，术者将罐吸附于足三里穴上，以局部皮肤泛红、充血为度。

【时间】留罐5分钟。

【功用】健脾助运，消食导滞。

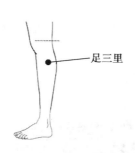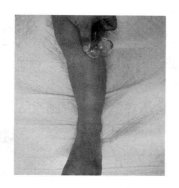

足三里

4. 上巨虚

【位置】位于小腿外侧，外膝眼下6寸，距胫骨前缘一横指，左右各一穴。

【操作】小儿取正坐位或仰卧位，屈膝，术者将罐吸附于上巨虚穴上，以局部皮肤泛红、充血为度。

【时间】留罐5分钟。

【功用】通调腑气，涩肠止泻。

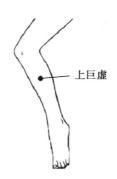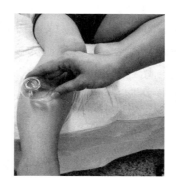

上巨虚

（四）热滞质

拔罐原则：清热泻火，活血通络。

拔罐穴位：大椎、外关、曲池、尺泽。

1. 大椎

【位置】位于后正中线上，第七颈椎棘突下凹陷处，即颈后隆起最高处下凹陷处。

【操作】小儿取正坐位，俯头屈颈，术者将罐吸附于大椎穴上，以局部皮肤泛红、充血为度。

【时间】留罐 5 分钟。

【功用】清热利湿，活血通络。

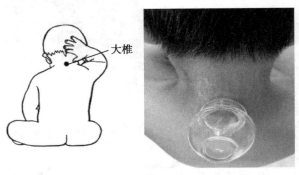

大椎

2. 外关

【位置】位于前臂背侧，腕背侧远端横纹上 2 寸，尺骨与桡骨间隙中点，左右各一穴。

【操作】小儿取正坐位或仰卧位，俯掌，术者将罐吸附于外关穴上，以局部皮肤泛红、充血为度。

【时间】留罐 5 分钟。

【功用】疏风清热，活血止痛。

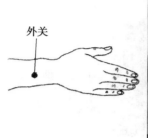
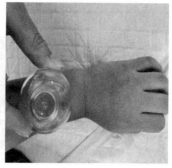

外关

3. 曲池

【位置】位于肘横纹外侧端，尺泽与肱骨外上髁连线中点，即肘弯横纹尽头处，左右各一穴。

【操作】小儿取正坐位或仰卧位，屈肘，术者将罐吸附于曲池穴上，以局部皮肤泛红、充血为度。

【时间】留罐5分钟。

【功用】清热解表，疏经通络。

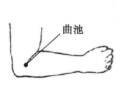
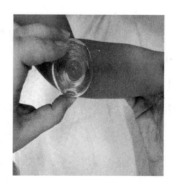

曲池

4. 尺泽

【位置】位于肘横纹上，肱二头肌建桡侧凹陷处，左右各一穴。

【操作】小儿取正坐位或仰卧位，屈肘，术者将罐吸附于尺泽穴上，以局部皮肤泛红、充血为度。

【时间】留罐5分钟。

【功用】清肺泻火，通络止痛。

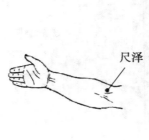
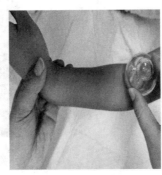

尺泽

（五）湿滞质

拔罐原则：健脾利水，升清降浊。

拔罐穴位：合谷、天枢、阴陵泉、丰隆。

1. 合谷

【位置】位于手背第一、二掌骨间，第二掌骨桡侧的中点处，或以一手的拇指指骨关节横纹，放在另一手拇食、食指之间的指蹼缘上，拇指尖下是穴，左右各一穴。

【操作】小儿取掌侧位，微握拳，术者将罐吸附于合谷穴上，以局部皮肤泛红、充血为度。

【时间】留罐5分钟。

【功用】升清降浊，宣通气血。

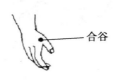
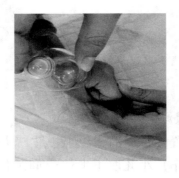

合谷

2. 天枢

【位置】位于中腹部，脐中旁开 2 寸，左右各一穴。

【操作】小儿取仰卧位，术者将罐吸附于天枢穴上，以局部皮肤泛红、充血为度。

【时间】留罐 5 分钟。

【功用】疏调肠腑，健脾利水。

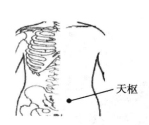
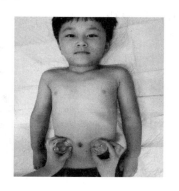

天枢

3. 阴陵泉

【位置】位于小腿内侧，胫骨内侧髁下缘与胫骨内侧缘之间的凹陷中，左右各一穴。

【操作】小儿取正坐位或仰卧位，屈膝，术者将罐吸附于阴陵泉穴上，以局部皮肤泛红、充血为度。

【时间】留罐 5 分钟。

【功用】健脾利水，通利三焦。

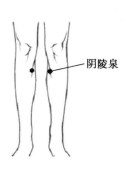
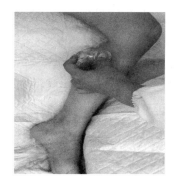

阴陵泉

4. 丰隆

【位置】位于小腿外侧，外踝尖上八寸，距胫骨前缘二横指处，即条口（外膝眼与外踝尖的连线中点）外一横指，左右各一穴。

【操作】小儿取正坐位或仰卧位，屈膝，术者将罐吸附于丰隆穴上，以局部皮肤泛红、充血为度。

【时间】留罐 5 分钟。

【功用】祛湿化痰，宣肺平喘。

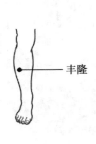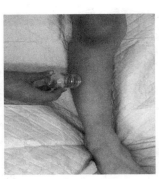

丰隆

（六）心火偏旺质

拔罐原则：清心泻火，养心安神。

拔罐穴位：心腧、膈腧、内关、曲泽。

1. 心腧

【位置】位于背部，第五胸椎棘突下，后正中线旁开 1.5 寸，左右各一穴。

【操作】小儿取俯卧位，术者将罐吸附于心腧上，以局部皮肤泛红、充血为度。

【时间】留罐 5 分钟。

【功用】清心泻火，行气活血。

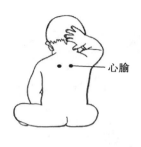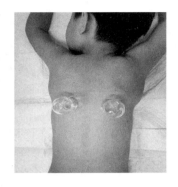

心腧

2. 膈腧

【位置】位于背部，第七胸椎棘突下，后正中线旁开 1.5 寸，左右各一穴。

【操作】小儿取俯卧位，术者将罐吸附于膈腧上，以局部皮肤泛红、充血为度。

【时间】留罐 5 分钟。

【功用】养血和营，活血通脉。

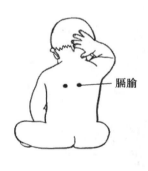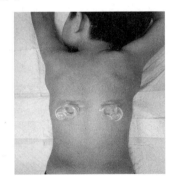

膈腧

3. 内关

【位置】位于前臂掌侧，腕掌侧远端横纹上 2 寸，掌长肌腱与桡侧腕屈肌腱之间，左右各一穴。

【操作】小儿取正坐位或仰卧位，仰掌，术者将罐吸附于内关穴上，以局部皮肤泛红、充血为度。

【时间】留罐 5 分钟。

【功用】宁心安神，宽胸理气。

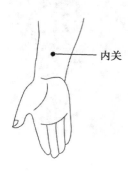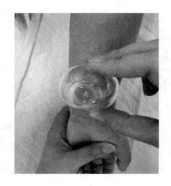

内关

4. 曲泽

【位置】位于肘横纹上，肱二头肌建尺侧凹陷处，左右各一穴。

【操作】小儿取正坐位或仰卧位，微曲肘，术者将罐吸附于曲泽穴上，以局部皮肤泛红、充血为度。

【时间】留罐 5 分钟。

【功用】清热镇惊，降逆止呕。

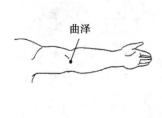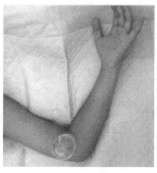

曲泽

（七）异禀质

拔罐原则：培本固元，调和阴阳。

拔罐穴位：肾腧、足三里、三阴交、昆仑、太溪。

1. 肾腧

【位置】位于背部，第二腰椎棘突下，后正中线旁开 1.5 寸，左右各一穴。

【操作】小儿取俯卧位，术者将罐吸附于肾腧上，以局部皮肤泛红、充血为度。

【时间】留罐 5 分钟。

【功用】温肾助阳，强壮肾气。

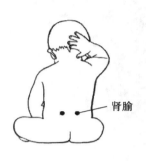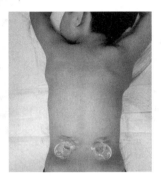

肾腧

2. 足三里

【位置】位于小腿前外侧，外膝眼下 3 寸，距胫骨前缘一横指，左右各一穴。

【操作】小儿取正坐位或仰卧位，屈膝，术者将罐吸附于足三里穴上，以局部皮肤泛红、充血为度。

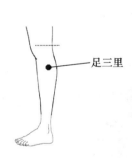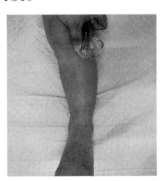

足三里

【时间】留罐 5 分钟。

【功用】健脾益气，培补后天。

3. 三阴交

【位置】位于小腿内侧，足内踝尖上 3 寸，胫骨内侧缘后方，左右各一穴。

【操作】小儿取正坐位或仰卧位，屈膝，术者将罐吸附于三阴交穴上，以局部皮肤泛红、充血为度。

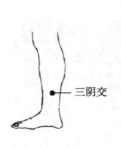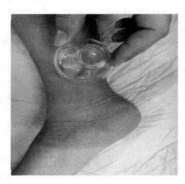

三阴交

【时间】留罐 5 分钟。

【功用】调肝补肾，健脾养血。

4. 昆仑

【位置】位于足部外踝后方，外踝尖与跟腱之间凹陷中，左右各一穴。

【操作】小儿取正坐位或仰卧位，屈膝并平放足底，术者将罐吸附于昆仑穴上，以局部皮肤泛红、充血为度。

【时间】留罐 5 分钟。

【功用】散热化气，疏风通络。

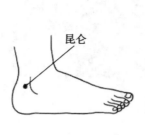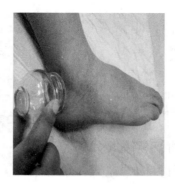

昆仑

5. 太溪

【位置】位于足部内踝后方，内踝尖与跟腱之间凹陷中，左右各一穴。

【操作】小儿取正坐位或仰卧位，屈膝并平放足底，术者将罐吸附于太溪穴上，以局部皮肤泛红、充血为度。

【时间】留罐 5 分钟。

【功用】滋阴补肾，强健腰膝。

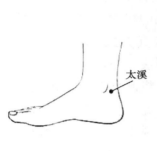
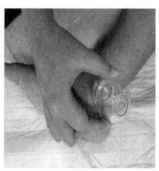

太溪

本节结语

　　小儿拔罐是以罐为工具，利用燃烧、抽吸、蒸汽等造成罐内负压而吸附于肌表或穴位产生局部良性刺激，以达到调整机体功能、防治疾病的目的的外治方法。常见的拔罐用具有玻璃罐、竹罐、陶罐、抽气罐、药罐等。拔罐疗法依其方式不同，又可分为火罐法、水罐法、针罐法、药罐法、抽气罐法和挤压罐法等。儿童拔罐常用火罐法和抽气罐法。无论是对于生机旺盛质儿童还是对于偏颇体质儿童，掌握正确的拔罐方法大有裨益，拔罐疗法具有平衡阴阳、调整脏腑、扶正祛邪、疏通经络、祛风散寒、行气活血、消肿止痛等作用。针对不同体质儿童，我们强调"辨体拔罐"（对脾虚及异禀体质者不建议首选拔罐），通过施行拔罐，达到纠正偏颇体质、调质防病、调质抗邪的目的。辨体拔罐要充分与儿童进行沟通，解除其恐惧心理，火罐、走罐要操作规范，严格把控留罐时间，防止造成皮肤损伤。

第四节　刮痧调护儿童体质

 一、小儿刮痧的历史源流

刮痧疗法的起源目前尚无定论，当代许多学者认为刮痧疗法是与砭石、针灸、热熨、推拿、拔罐、放血等方法的源流相互演变而产生，特别与砭石疗法及刺络疗法紧密相关。砭石疗法最早可追溯到石器时代，当时，人类患病时常常会用手或石片抚摩、捶击患处，意外发现有时竟能缓解病痛，即刮痧治病的雏形。《黄帝内经》中多处提及砭石疗法，如《黄帝内经·素问·异法方宜论》提到砭石疗法的由来："东方之域，天地之所始生也，鱼盐之地……其病皆痈疡，其治宜砭石。故砭石者，亦从东方来。"《黄帝内经·灵枢·玉版》则提到砭石疗法在治疗痈疽之脓血时较针法更安全有效："以小治小者，其功小，以大治大者，多害，故其已成脓血者，其唯砭石，铍锋之所取也。"《黄帝内经·素问·五脏生成》提到砭石疗法可以驱邪固卫："人有大谷十二分，小溪三百五十四名，少十二俞（腧），此皆卫气之所留止，邪气之所客也，针石缘而去之。"《黄帝内经·素问·血气形志》指母"形乐志乐，病生于肉，治之以针石"，认为富贵之人外无形体之累，内无忧患之苦，较衣食窘迫之人更易伤于厚味，以致损伤脾胃功能，故而适合"针刺"或者"砭石"。《黄帝内经·素问·刺腰痛》载："刺解脉，在郄中结络如黍米，刺之血射以黑，见赤血而已。"刺络疗法现被称为放血疗法，刮痧与刺络疗法在作用机理上具有相似性。《五十二病方·婴儿瘈》记载道："婴儿瘈者，目繲睇然，胁痛，息嘤嘤然，屎不化而青。取屋荣蔡，薪燔之而□匕焉。为潩汲三浑，盛以栖（杯），因唾匕，祝之曰：'喷者歖喷，上如篆星，下如脂血，取若门左，斩若门右，为若不已，磔薄若世。'因以匕周撎婴儿瘛所，而洒之柘（杯）中水，候之，有血如蝇羽者，而弃之于垣，更取水，复唾匕浆以撎如前。毋徵，数复之，徵尽而止。"当婴幼儿出现手足痉挛——"瘛症"时，用饭匕或汤匙在其手足四肢伸缩抽动部位进行撎法抚摩、擦拭，局部洒以经过三浑、三澄清之地浆水，抚摩、擦拭后等待局部"有血如蝇羽"出现即可。倘若需再抚摩擦拭，撎法如前，经过数次撎法治疗，直至婴儿瘛之征象完全消失。当时的撎法所采用的器具、方法已初具小儿刮痧的雏形。元代，危亦林的《世医得效方·卷二》最早记载"痧证"："心腹绞痛，冷汗出，胀闷欲绝，俗谓搅肠痧。"至宋元时期，民间已广泛流行使用汤匙、铜钱蘸水或油刮背部以治疗腹痛等症，明清时众多医家亦在著作中肯定刮痧的疗效。《痧胀玉衡》《证治准绳》《万氏家传保命歌括》《景岳全书》《医学正传》《医学心悟》《四明心法》《理瀹骈文》《养生镜》《奇方类编》等医籍均记载了有关痧症及治痧的经验。其中必须提及三本书，一本是郭志邃编著的首部刮痧专著《痧胀玉衡》，此书在痧的病源、流行、表现、分类、刮痧方法、工具以及综合治疗方法等方面都做了较为详细的论述，在此仅摘取一段关于刮痧法的记载："背脊颈骨上下及胸前胁肋两背肩臂痧症，用铜钱蘸香油刮之，或用刮舌子脚蘸香油刮之。头额腿上之痧，用棉纱线或麻线蘸香油刮之。大小腹软肉内之痧，用食盐以手擦之。"第二本是吴师机的《理瀹骈文》，书中记载的刮痧诊治方法与当代刮痧方法无异："阳痧腹痛，莫妙以瓷调羹蘸香油刮背，盖五脏之系，咸在于背，刮之则邪气随降，病自松解。"最后一本是清代医家夏云集的《保赤推拿法》，他在其中记载道："刮者，医指挨儿皮肤，略加力而下也。"有学者认为小儿刮痧法是由推拿手法演变而来的。因本书侧重不同，且篇幅内容受限，其余医籍在此不一一赘述。

二、小儿刮痧常用的器具和介质

（一）小儿刮痧常用的器具

常用的刮痧用具包括刮痧板和刮痧油。刮痧板是刮痧治疗的重要用具，其材质、形式各异，以往选取刮具以边缘光滑而没有破损，方便刮擦为原则，如苎麻、麻线、铜钱、银圆、瓷碗、瓷酒盅、瓷汤匙、嫩竹片、玻璃棍、木梳背、小蚌壳等。

现代使用的刮具多经过精心改良制成，更具专业性，常见的刮痧板主要有三大类：

1. 水牛角类刮痧板

它是以天然水牛角为材料制成的，质地坚韧，光滑耐用，原料丰富，加工简便。水牛角本身便是一味中药，其味苦、咸，性寒，咸能软坚润下，寒能清热解毒、凉血定惊。使用时忌用热水长时间浸泡，刮痧后建议把刮板擦干，涂上橄榄油后存放于刮板套内。

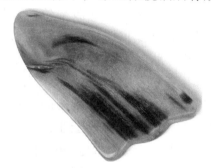

水牛角刮痧板

2. 玉石类

玉石质地温润光滑，便于持握，具有润肤生肌、清热解毒、镇静安神、辟邪散浊等作用，因其触感舒适，适宜面部刮痧，使用后注意清洁，避免碰撞或与化学试剂接触，存放于刮板套内。

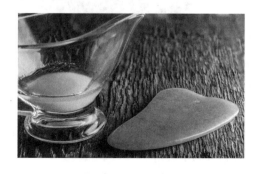

玉石刮痧板

3. 砭石类

又称砭板，是用砭石制成的可用作刮痧的保健器具，材质是泗滨浮石，石材中含有多种微量元素，使用砭石刮痧板进行局部刮痧或穴位保健，具有疏通经络、调畅气血、清热排毒、软坚散结的作用，用于刮痧的砭石刮痧板边的厚度通常小于3毫米。

我们在选择刮痧板的时候不仅需要注意不同材质刮具的功能差异，还应注意刮具的形状特点，不同的形状适用于不同的部位，常见的刮具形状有椭圆形、长方形、三角形、鱼形、齿梳形等。椭圆形刮痧板边缘光滑，适于人体脊柱旁两侧、腹部和四肢肌肉丰满部位的刮痧；长方形刮痧板分为两侧，一侧薄而外凸为弧形，对侧厚而内凹为直线形，适于人体躯干、四肢部位的刮痧，保健多用厚面刮拭皮肤，治疗多用薄面刮拭皮肤；三角形刮痧板的棱角处可做点穴，适于颈部、胸背部、肋间隙以及四肢末端部位的刮痧；鱼形刮痧板是根据人体面部生理结构设计的面部专用刮痧板，外形似鱼，常用两只，左右手各一只配合使用，刮痧时以鼻梁为中线，术者手持刮痧板分别向左右两侧刮拭，从上到下，由内向外，先刮前额部，再刮两颧，最后刮下颌部，用力要轻，以不出痧为度；齿梳形刮痧板分为两端，一端为梳型，可作用于头部经络的疏通，另一端为波浪形，可作用于点按头部相应的穴位。

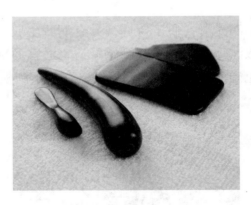

砭石刮痧板

（二）小儿刮痧常用的介质

刮痧时使用介质有润滑作用，它使刮拭流畅而不涩滞，同时也可防止刮痧板划伤皮肤。刮痧介质由蒸馏水、植物油、桐油、芫荽酒、盐姜汁，发展到今天刮痧专用的刮痧油和刮痧乳。

刮痧油适用于刮痧面积大者，常应用于成人，是由具有理气活血止痛功效的中草药与医用油精炼而成的油剂，能扩张皮肤毛细血管，有利于出痧部位吸收药物，具有清热解毒、活血化瘀、解肌发表等功效。日常刮痧油也可以选择家庭厨房常备的植物油，如芝麻油、茶籽油、大豆油、花生油、橄榄油等，或选用药油，如红花油、跌打损伤油、风湿油等，不仅可以防止刮痧板划伤皮肤，还可以起到开泄毛孔、润滑皮肤、活血行气的作用。刮痧油宜避火使用和保存，皮肤易过敏者慎用。

除液体形状的刮痧油外，刮痧乳更适用于儿童，多应用于面部刮痧，常用刮痧乳有凡士林、润肤乳霜、蛇油及中药乳膏剂等，刮痧乳应注意阴凉干燥处保存。

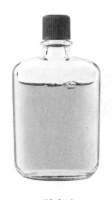
刮痧油

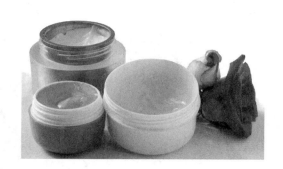
刮痧乳

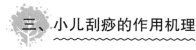 三、小儿刮痧的作用机理

"痧"同音为"沙"，即通过手指或刮痧器皿在表皮经络穴位上进行刮治，会出现紫红色或暗黑色的粟米样沙点，可连成片状潮红，或形成鲜红色或紫暗血斑。因此，刮痧是以中医经络腧穴理论为指导，通过特制的刮痧器具和相应的手法，蘸取一定的介质，在体表进行反复刮动、摩擦，使皮肤局部出现红色粟粒状，或暗红色

出血点等"出痧"变化，从而达到调整阴阳、活血化瘀、发汗解表、疏风散邪、清热除湿、舒筋通络、调理脾胃等作用，且五脏之腧穴皆分布于背部，刮治后可使脏腑秽浊之气通达于外，促使周身气血流通，驱邪外出。

四、小儿刮痧的常用方法

1. 角刮法

角刮法分为单角刮法和双角刮法，适用于软组织丰厚处或脊柱两侧。单角刮法是术者手持刮痧板，以其一个角，朝刮拭方向倾斜45度，在穴位处自上而下刮拭，常规刮拭30~50次，适用于全身各个部位，尤其是肩部、胸部等，如肩贞、膻中、风池等穴位。双角刮法则是术者将刮痧板凹槽处对准脊柱棘突，再将凹槽两侧的双角放在脊柱棘突和两侧横突之间的部位，向下倾斜45度，自上而下刮拭，常规刮拭时间为3分钟，适用于脊柱部位。

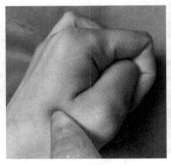 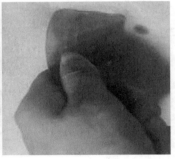

单角刮法　　　　　　　　　双角刮法

2. 面刮法

面刮法是术者手持刮痧板的一半长边或整个长边，朝刮拭方向倾斜30~60度，自上而下或由内向外均匀地向同一个方向直线刮拭，不可来回刮拭，常规刮拭5~10次，适用于平坦部位的穴位及经络，如背部。

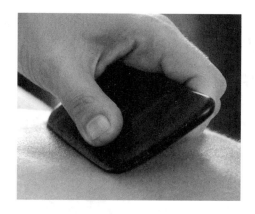

面刮法

3. 平刮法

平刮法与面刮法的操作方法相似，即术者手持刮痧板的整个长边接触皮肤，朝刮拭方向倾斜角度小于 15 度。平刮法向下的渗透力较大，可渗透皮下组织，刮拭速度缓慢，刮拭时疼痛相对较轻，常规刮拭 30~50 次，适用于面部、手足耳反射区、胸部等身体敏感、刮拭疼痛明显的区域。

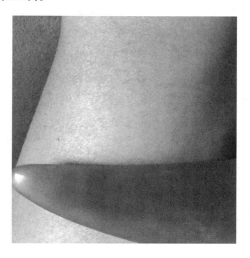

平刮法

4. 推刮法

推刮法与面刮法的操作方法相似，即术者手持刮痧板的整个长边接触皮肤，朝刮拭方向倾斜角度小于 45 度，按压力大于平刮法，刮拭速度缓慢，每次刮拭的长度短，一寸一寸地向前刮拭，常规刮拭 30~50 次，适用于肩背部、腰骶部和下肢等部位。

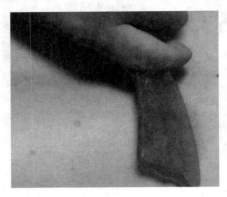

推刮法

5. 立刮法

立刮法是术者手持刮痧板的整个长边接触皮肤，朝刮拭方向倾斜角度呈 90 度，垂直按压在穴位上，刮痧板始终不离皮肤，并施以一定的压力，做短距离前后或左右摩擦刮拭，常规刮拭 30~50 次，适用于全身各个部位，多用于头部。

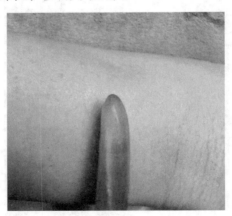

立刮法

6. 揉刮法

揉刮法是术者手持刮痧板整个长边或一半长边接触皮肤，刮痧板与皮肤的夹角小于 15 度，均匀、缓慢、柔和地做弧形旋转刮拭，常规刮拭30~50次，适用于全身各个部位。

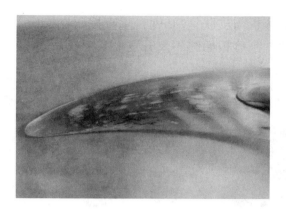

揉刮法

7. 点按法

点按法是术者手持刮痧板的一个角接触皮肤，与穴位呈 90 度垂直，向下按压，由轻到重，逐渐加压，以儿童耐受为度或穴位有明显酸麻、胀痛感为度，按压片刻后迅速抬起，使肌肉复原，重复操作 5~10 次，手法连贯，适用于肌肉丰满、刮痧力量不能深达或不宜直接刮拭的部位和骨骼关节凹陷部位，如人中、环跳、犊鼻等穴。此法有较强的刺激性，具有镇静止痛和解痉的作用。

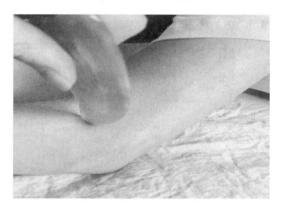

点按法

8. 按揉法

按揉法分为平面按揉法和垂直按揉法，适用于脊柱部位。平面按揉法是术者手持刮痧板角部，以小于 20 度的角度按压在穴位上，做柔和、缓慢的旋转运动，刮痧板始终不离开皮肤；垂直按揉法则是术者手持刮痧板与皮肤呈90度，垂直按压在穴位上，做柔和、缓慢的旋转运动，刮痧板始终不离开皮肤。

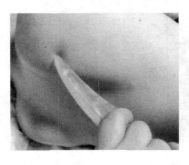

平面按揉法

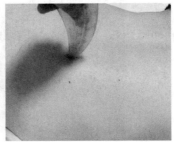

垂直按揉法

9. 梳刮法

梳刮法如梳头状，是术者手持刮痧板或刮痧梳，从前额发际处及双侧太阳穴处向后发际做有规律的单方向刮拭，与头皮呈45度，动作轻柔和缓，操作时力量要适中，逐渐加力，在穴位或痛点处可适当重刮或点压、按揉。此法有醒神开窍、缓解疲劳、防治失眠的功效，用于治疗头痛、头晕、疲劳、不寐和精神紧张等症状，适用于头部。

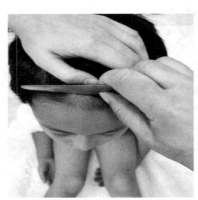

梳刮法

 五、小儿刮痧的适应证和禁忌证

小儿刮痧可治疗小儿感冒、发热、咳嗽、气喘、食欲不振、肠胃病、头痛、牙痛、颈痛、肩痛、神经痛等疾病。日常可用于保健身体，防治疾病，改善小儿亚健康状态。

以下情况不宜进行刮痧治疗：

第一，小儿有出血倾向的病症，例如，再生障碍性贫血、血小板减少症、白血病、过敏性紫癜者应禁止刮痧；

第二，皮肤表面急性炎性肿胀、溃烂处禁止刮痧；

第三，韧带、肌腱急性扭伤、创伤的疼痛部位或骨折部位禁止刮痧，外科手术疤痕处，均应在 3 个月之后才可进行刮痧治疗；

第四，精神分裂、抽搐无法配合者禁止刮痧；

第五，眼睛、口唇、舌体、耳孔、鼻孔、乳头、肚脐等皮肤或黏膜易出血部位禁止刮痧。

六、小儿刮痧的注意事项

第一，注意手持刮痧板的方法及刮痧顺序，正确操作为术者用手握住刮痧板，刮痧板的底边横靠在手掌心部位，大拇指及另外四个手指呈弯曲状，分别放在刮板两侧，一侧由拇指固定，另一侧由食指和中指固定，或由拇指以外的其余四指固定。刮痧顺序应自上而下，先刮头面、后颈，次刮腰背部，再刮胸腹，末刮四肢，腰背部和胸腹部可根据病情决定刮拭的先后顺序。每个部位一般先刮阳经，再刮阴经，先刮拭身体左侧，再刮拭身体右侧。

第二，严格掌握每次刮痧只治疗一种病症的原则，治疗时不可大面积刮拭，刮拭时间也不宜过长。

第三，小儿在饱食、饥饿、劳累、大病初愈的虚弱状态下不宜刮痧。刮痧时应避风避寒，注意保暖，夏季应避免风扇、空调直接对吹刮拭皮肤。出痧后 3 小时以内忌洗凉水澡，刮痧半小时后方可进行户外活动。

第四，刮痧器具使用前后均应清洁或消毒，使用后应存放妥当。

第五，小儿皮肤娇嫩，面部刮痧及保健刮痧时力度应尽量小一点，不可一味追求出痧以免损伤皮肤，刮至受力部位发热、有红晕即可。刮痧时以薄边为着力点，用力刮拭出红痧点、紫血瘀块状痧。前一次的痧斑未退之前，不宜在原处进行再次刮痧。

第六，刮痧过程使汗孔开泄，出现不同形色的痧，会消耗部分体内津液，因此建议刮痧后喝一杯温水以补充水分，促进新陈代谢。

第七，出现晕刮现象时，立即停止刮痧，让患儿呈头低脚高平卧位，饮用一杯温开水或温糖水，注意保暖，必要时可使用刮痧板点按患儿百会、人中、内关、足三里、涌泉等穴。

 七、不同体质的小儿刮痧调护

（一）生机旺盛质

刮痧原则：行气活血，强健骨骼。

刮痧穴位：天枢、委中、犊鼻、三阴交。

1. 天枢

【位置】位于腹部，横平脐中，前正中线旁开 2 寸，左右各一穴。

【操作】小儿取仰卧位，术者用刮痧板厚边棱角从上往下刮拭两侧天枢穴，以皮肤潮红出痧为度。

【时间】刮 3 分钟。

【功用】通调脏腑，行气活血。

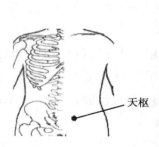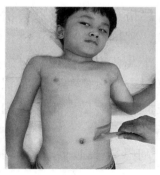

天枢

2．委中

【位置】位于腘横纹中点，当股二头肌腱与半腱肌肌腱的中间，左右各一穴。

【操作】小儿取俯卧位，术者用刮痧板角部刮拭委中穴，均匀持续地旋转用力，以有温热舒适感为宜。

【时间】3~5 分钟。

【功用】舒筋通络，活血化瘀。

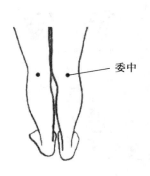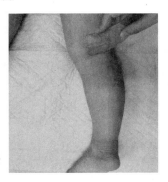

委中

3．犊鼻

【位置】位于膝部，髌骨与髌韧带外侧凹陷中，左右各一穴。

【操作】小儿取仰卧位，屈膝，术者用刮痧板角部轻轻刮拭犊鼻穴，以皮肤表面出现潮红为度。

【时间】3~5 分钟。

【功用】通经活络，疏风散寒。

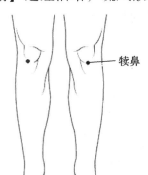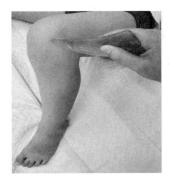

犊鼻

4. 三阴交

【位置】位于小腿内侧，足内踝尖上 3 寸，胫骨内侧缘后方，左右各一穴。

【操作】小儿取仰卧位，屈膝，术者用刮痧板侧边从上往下刮拭三阴交穴，力度由轻到重，以皮肤潮红发热为度。

【时间】3 分钟。

【功用】行气活血，健脾益肾。

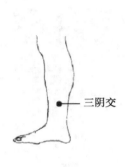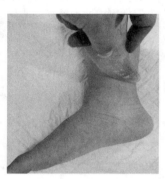

三阴交

（二） *脾虚质*

刮痧原则：健脾养胃，调畅气血。

刮痧穴位：脾腧、胃腧、中脘、足三里。

1. 脾腧

【位置】位于背部，第十一胸椎棘突下，旁开 1.5 寸，左右各一穴。

【操作】小儿取俯卧位，术者用刮痧板从上往下刮拭脾腧，力度宜轻，以皮肤潮红为度。

【时间】3 分钟。

【功用】健脾益气，升清利湿。

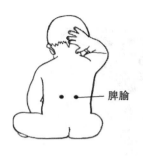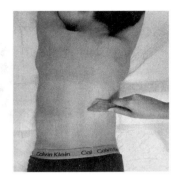

脾腧

2. 胃腧

【位置】位于背部，第十二胸椎棘突下，后正中线旁开 1.5 寸，左右各一穴。

【操作】小儿取俯卧位，术者用刮痧板从上往下刮拭胃腧，力度宜轻，以皮肤潮红为度。

【时间】3 分钟。

【功用】理中降逆，健脾助运。

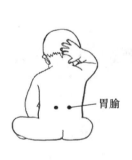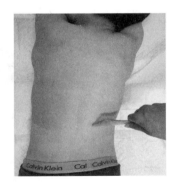

胃腧

3. 中脘

【位置】位于上腹部，前正中线上，脐中上 4 寸，即胸骨柄和脐连线中点处。

【操作】小儿取仰卧位，术者用刮痧板厚边棱角刮拭中脘穴，力度宜轻，以皮肤潮红发热为度。

【时间】3 分钟。

【功用】健脾和胃，消食化积。

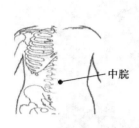

中脘

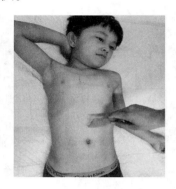

中脘

4. 足三里

【位置】位于小腿前外侧，外膝眼下 3 寸，距胫骨前缘一横指，左右各一穴。

【操作】小儿取仰卧位，屈膝，术者用刮痧板侧边刮拭足三里穴，以皮肤潮红发热为度。

【时间】3 分钟。

【功用】健脾和胃，疏经通络。

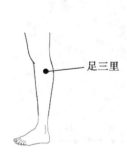

足三里

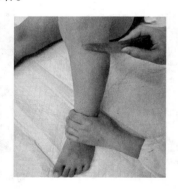

足三里

（三）积滞质

刮痧原则：健脾助运，消食化积。

刮痧穴位：大椎、大肠腧、小肠腧、足三里、上巨虚。

1. 大椎

【位置】位于后正中线上，第七颈椎棘突下凹陷处，即颈后隆起最高处下凹陷处。

【操作】小儿取正坐位，俯头屈颈，术者用刮痧板角部由轻到重刮拭大椎穴，以皮肤潮红为度。

【时间】3分钟。

【功用】清热散结，调畅气血。

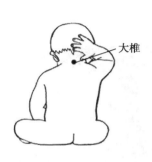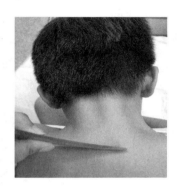

大椎

2. 大肠腧

【位置】位于腰部，第四腰椎棘突下，后正中线旁开1.5寸，左右各一穴。

【操作】小儿取俯卧位，术者用刮痧板侧边刮大肠腧，以皮肤潮红发热为度。

【时间】3分钟。

【功用】调和肠胃，理气降逆。

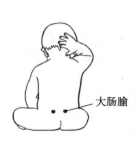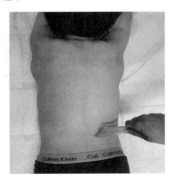

大肠腧

3. 小肠腧

【位置】位于骶区，横平第一骶后孔，骶正中嵴旁开 1.5 寸，左右各一穴。

【操作】小儿取俯卧位，术者用刮痧板角部刮小肠腧，以皮肤潮红发热为度。

【时间】3 分钟。

【功用】泄热通腑，通调二便。

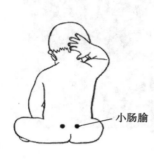
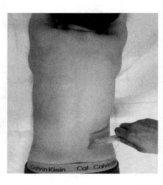

小肠腧

4. 足三里

【位置】位于小腿前外侧，外膝眼下 3 寸，距胫骨前缘一横指，左右各一穴。

【操作】小儿取仰卧位，屈膝，术者用刮痧板侧边刮拭足三里穴，以皮肤潮红发热为度。

【时间】3 分钟。

【功用】健脾助运，消食导滞。

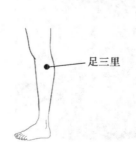
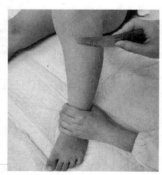

足三里

5. 上巨虚

【位置】位于小腿外侧，外膝眼下 6 寸，距胫骨前缘一横指，左右各一穴。

【操作】小儿取仰卧位，屈膝，术者用刮痧板角部刮拭上巨虚穴，以皮肤潮红发热为度。

【时间】3 分钟。

【功用】调和肠胃，通经活络。

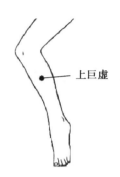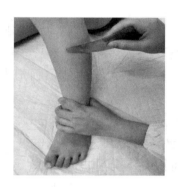

上巨虚

（四）热滞质

刮痧原则：清热和营，活血通络。

刮痧穴位：曲池、箕门、太冲、涌泉。

1. 曲池

【位置】位于肘横纹外侧端，尺泽与肱骨外上髁连线中点，即手肘弯横纹尽头处是穴，左右各一穴。

【操作】小儿取正坐位或仰卧位，屈肘，术者用刮痧板侧边刮拭曲池穴，以皮肤潮红为度。

【时间】3 分钟。

【功用】疏风清热，调和营卫。

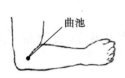

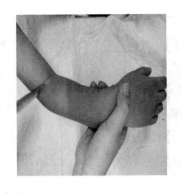

曲池

2. 箕门

【位置】位于大腿内侧，血海与冲门连线上，血海上 6 寸，左右各一穴。

【操作】小儿取仰卧位，屈膝，术者用刮痧板刮箕门穴，力度略重，以出痧为度。

【时间】3~5 分钟。

【功用】清热凉血，健脾渗湿。

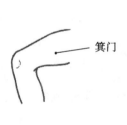

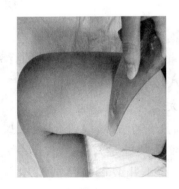

箕门

3. 太冲

【位置】位于足背，第一、二跖骨间，跖骨底结合部前方凹陷中，或触及动脉搏动，左右各一穴。

【操作】小儿取仰卧位，术者用刮痧板角部刮拭太冲穴，力道适中，以皮肤潮红为度。

【时间】3 分钟。

【功用】平肝息风，清热利湿。

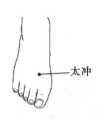

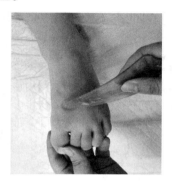

太冲

4. 涌泉

【位置】位于足底，第二、三跖趾缝纹头端与足跟连线的前1/3与后2/3交点上，即卷足屈趾时，足前部凹陷处，左右各一穴。

【操作】小儿取仰卧位，卷足屈趾，术者用刮痧板角部刮拭涌泉穴，并施以旋转回环的连续刮拭动作。

【时间】3分钟。

【功用】散热生气，固本培元。

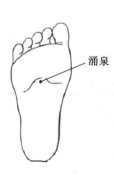

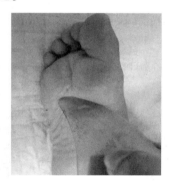

涌泉

（五）湿滞质

刮痧原则：健脾祛湿，温阳利水。

刮痧穴位：脾俞、上脘、足三里、丰隆、阴陵泉。

1. 脾俞

【位置】位于背部，第十一胸椎棘突下，旁开1.5寸，左右各一穴。

【操作】小儿取俯卧位，术者用刮痧板从上往下刮拭脾腧，力度由轻到重，以皮肤潮红出痧为度。

【时间】3分钟。

【功用】健脾和胃，升清利湿。

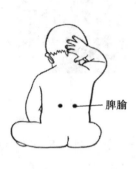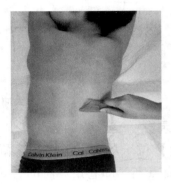

脾腧

2. 上脘

【位置】位于上腹部，前正中线上，脐中上5寸。

【操作】小儿取仰卧位，术者用刮痧板角部从上而下刮拭上脘穴，以皮肤潮红发热为度。

【时间】3分钟。

【功用】和胃降逆，化痰宁神。

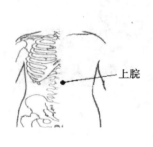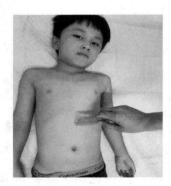

上脘

3. 足三里

【位置】位于小腿前外侧，外膝眼下3寸，距胫骨前缘一横指，左右各一穴。

【操作】小儿取仰卧位，屈膝，术者用刮痧板侧边从足三里穴刮至外踝，刮至外踝时，刮拭速度须减慢，力度宜轻柔，同时避开骨头，以皮肤潮红为度。

【时间】3~5 分钟。

【功用】健脾助运，消食导滞。

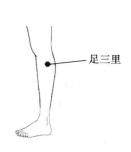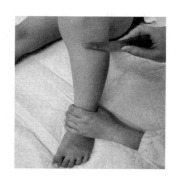

足三里

4. 丰隆

【位置】位于小腿外侧，外踝尖上 8 寸，距胫骨前缘二横指处，即条口穴（外膝眼与外踝尖的连线中点）外一横指，左右各一穴。

【操作】小儿取仰卧位，屈膝，术者用刮痧板侧边从上而下刮拭丰隆穴，力度略重，以皮肤红润为度。

【时间】3 分钟。

【功用】祛湿化痰，宣肺平喘。

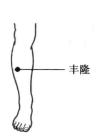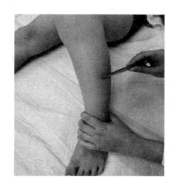

丰隆

5. 阴陵泉

【位置】位于小腿内侧，胫骨内侧踝后下方凹陷处，左右各一穴。

【操作】小儿取仰卧位，屈膝，术者用刮痧板角部从上而下刮拭阴陵泉穴，力度适中，以皮肤潮红发热为度。

【时间】3分钟。

【功用】健脾利水，通利三焦。

【主治】小儿腹胀、泄泻、黄疸、遗尿、小便不利、膝腿酸痛等病症。

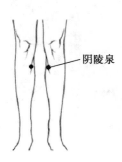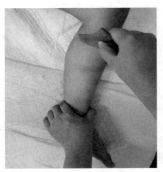

阴陵泉

（六）心火偏旺质

刮痧原则：清心泻火，养心安神。

刮痧穴位：神庭、心腧、肾腧、内关、曲池。

1. 神庭

【位置】位于头部，前发际正中直上0.5寸。

【操作】小儿取正坐位，术者用刮痧板角部刮拭神庭穴，并施以旋转回环的连续刮拭动作，以皮肤潮红或出痧为度。

【时间】3分钟。

【功用】清头散风，宁心安神。

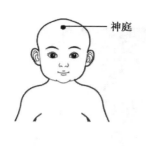
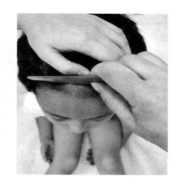

神庭

2. 心腧

【位置】位于背部，第五胸椎棘突下，后正中线旁开 1.5 寸，左右各一穴。

【操作】小儿取俯卧位，术者用刮痧板侧边从上而下速度均匀、由轻至重地刮拭心腧，以皮肤潮红发热为度。

【时间】3 分钟。

【功用】清心泻火，行气活血。

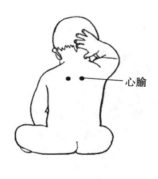
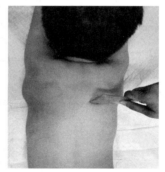

心腧

3. 肾腧

【位置】位于背部，第二腰椎棘突下，后正中线旁开 1.5 寸，左右各一穴。

【操作】小儿取俯卧位，术者用刮痧板侧边从上而下速度均匀、由轻至重地刮拭肾腧，以皮肤潮红发热为度。

【时间】3 分钟。

【功用】清热利湿，益肾固精。

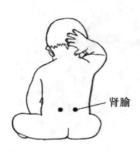

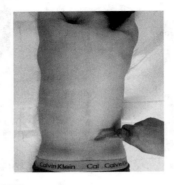

肾腧

4. 曲池

【位置】位于肘横纹外侧端，尺泽与肱骨外上髁连线中点，即手肘弯横纹尽头处是穴，左右各一穴。

【操作】小儿取正坐位或仰卧位，屈肘，术者用刮痧板侧边刮拭曲池穴，以皮肤潮红为度。

【时间】3 分钟。

【功用】清热解表，疏通经络。

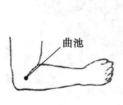

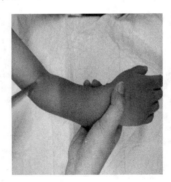

曲池

5. 内关

【位置】位于前臂掌侧，腕掌侧远端横纹上 2 寸，掌长肌腱与桡侧腕屈肌腱之间，左右各一穴。

【操作】小儿取正坐位或仰卧位，仰掌，术者用刮痧板角部从上而下刮拭内关穴，并施以旋转回环的连续刮拭动作，以皮肤潮红或出痧为度。

【时间】3 分钟。

【功用】宁心安神，理气止痛。

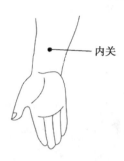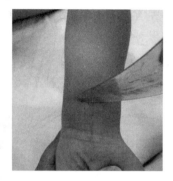

内关

（七）异禀质

刮痧原则：平衡阴阳，固本培元。

刮痧穴位：大椎、足三里、三阴交、复溜。

1. 大椎

【位置】位于后正中线上，第七颈椎棘突下凹陷处，即颈后隆起最高处下凹陷处。

【操作】小儿取正坐位，俯头屈颈，术者用刮痧板角部由轻到重刮拭大椎穴，以皮肤潮红为度。

【时间】3 分钟。

【功用】平衡阴阳，疏通经络。

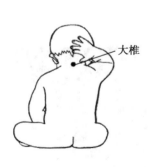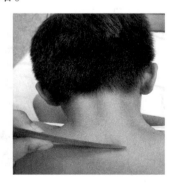

大椎

2. 足三里

【位置】位于小腿前外侧，外膝眼下 3 寸，距胫骨前缘一横指，左右各一穴。

【操作】小儿取仰卧位，屈膝，术者用刮痧板侧边从足三里穴刮至外踝，刮至外踝时，刮拭速度须减慢，力度宜轻柔，同时避开骨头，以皮肤潮红为度。

【时间】3分钟。

【功用】健脾益气，培补后天。

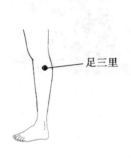 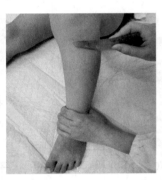

足三里

3. 三阴交

【位置】位于小腿内侧，足内踝尖上3寸，胫骨内侧缘后方，左右各一穴。

【操作】小儿取仰卧位，屈膝，术者用刮痧板侧边从上往下刮拭三阴交穴，力度由轻到重，以皮肤潮红发热为度。

【时间】3分钟。

【功用】健脾益肾，活血化瘀。

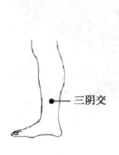 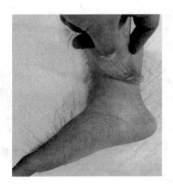

三阴交

4. 复溜

【位置】位于小腿内侧，太溪直上 2 寸，跟腱的前方，左右各一穴。

【操作】仰卧位，术者用刮痧板侧边从复溜穴刮至内踝，刮至内踝时，刮拭速度须减慢，力度宜轻柔，同时避开骨头，以皮肤潮红为度。

【时间】3 分钟。

【功用】滋阴补肾，清热利湿。

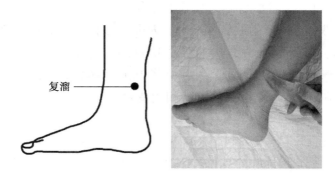

复溜

本 节 结 语

　　刮痧是以中医经络腧穴理论为指导，通过特制的刮痧器具和相应的手法，蘸取一定的介质，在体表进行反复刮动、摩擦，使局部肌表出现红色粟粒状或暗红色出血点等"出痧"变化，从而刺激体表脉络，改善机体气血流通状态，从而达到活血透痧、调整阴阳、扶正祛邪、疏经通络、清热消肿等功效的一种自然疗法。小儿为纯阳之体，气血旺盛，故适于刮痧调畅气血、防治疾病，同时因其肌肤娇嫩，刮痧时应格外注意力度和耐受度，刮痧疗法体虚者慎用。

第五节　贴敷调护儿童体质

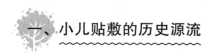

一、小儿贴敷的历史源流

贴敷疗法历史悠久。远古时代，先人外出劳作时不慎受伤或被虫、蛇等咬伤后，便尝试用树叶、草茎等涂敷于伤口以止血止痛，这可以视作贴敷疗法的雏形。关于贴敷疗法的记载，最早见于《五十二病方》："蚖……以蓟印其中颠。"书中提到用芥子泥敷贴于巅顶，使局部红赤发泡，治疗蛇咬伤的方法。《黄帝内经·灵枢·经筋》首次提到膏药外敷以缓急止痛："足阳明之筋……颊筋有寒，则急引颊移口，有热则筋弛纵不胜收，故僻。治之以马膏，膏其急者，以白酒和桂，以涂其缓者。"汉代，贴敷疗法开始广泛应用于临床，张仲景在《伤寒杂病论》中记述了烙、熨、外敷、药浴等多种外治法和各种贴敷方，如治疗劳损的五养膏、玉泉膏，至今临床仍在沿用。晋唐时，医家将敷药法与经络腧穴相结合，形成穴位贴敷疗法。如晋代葛洪除了在《肘后备急方》中收录了众多外用膏药及其制备方法，如续断膏、丹参膏、雄黄膏、五毒神膏等，还记载了用附子外敷背部经络以治疗疟疾的方法："治疟疾寒多热少，或但寒不热，临发时，以醋和附子末涂背上。"唐代孙思邈在《孙真人海上方》中提到以朱砂膏外敷小儿肚脐来治疗小儿夜啼，疗效甚佳："小儿夜哭最堪怜，彻夜无眠苦逼煎，牛甲末儿脐上贴，清清悄悄自然安。"宋元明时期，穴位贴敷疗法盛行，宋代《太平圣惠方》中提到乌头外敷治疗痹证："治疗腰腿脚风痹冷痛有风，川乌头三个去皮脐，为散，涂帛贴，须臾即止。"明代《普济方》记述生附子外敷涌泉治疗鼻窦炎："鼻渊脑泻，用生附子为末，葱诞和如泥，涂涌泉穴。"李时珍在《本草纲目》中记载吴茱萸末外敷足心治疗口疮："茱萸末，醋调涂足心，一夕愈。"《全幼心鉴》中记载黄连末调敷脚心治疗小儿赤眼，即"小儿赤眼，水调黄连末贴足心甚妙"，至今临床仍在沿用。清代，穴位贴敷疗法进一步发展，日益成熟，许多中药外治专著相继问世，其中以《急救广生集》《理瀹骈文》两书为代表，集外治疗法之大成。程鹏程的《急救广生集》收录了清代嘉庆之前的千余种外治方法，详细记载了中药贴敷疗法治疗各种疾病的方法和经验，例如，以何首乌贴脐以治自汗，以五倍子贴脐以治盗汗。继《急救广生集》之后，被后世誉为"外治之宗"的著名医家吴尚先历时数年，对中医外治法进行了系统整理和理论探索，著成《理瀹骈文》一书，书中收集包括敷、洗、熨、熏、浸、盦、擦、坐、嗅、嚏、刮痧、火罐、推拿、按摩等各种外治疗法，其中把贴敷疗法治疗疾病的范围推广到内、外、妇、儿、皮肤、五官等科。其书尤其重视使用膏药，认为"膏药能治病，无殊汤药，用之得法，其响立应""膏中用药味，必得通经走络，开窍透骨，拔病外出之品为引，如姜、葱、韭、蒜、白芥子、花椒，以及槐、柳、桑、桃、蓖麻子、凤仙草、轻粉、山甲之类，要不可少，不独冰、麝也"，并且详细论述了膏药的作用机理、配制方法、遣方用药、应用方法等。现代，随着医学生物技术的发展，穴位贴敷疗法也被注入了新的活力，贴敷方式和剂型也在与时俱进，不断改革创新，有以凡士林、氧化锌和橡胶等为基质，加入浸膏或挥发油（由中药提炼）做成的硬膏剂，有将药物溶解而制成的药膜状固体涂膜剂或帛制剂，有将促皮吸收剂加入中药贴敷方中制成的贴敷剂，还有化学发热剂配制的烫贴剂，等等，治疗范围越来越广泛，深受医患欢迎。

二、小儿贴敷的常用方法及常见制剂类型

小儿贴敷疗法是将中草药做成散剂、膏剂、油剂等敷涂于小儿患病部位或相应穴位上，分为干敷法和湿敷法。干敷法，即将药粉直接扑敷；湿敷法则是选用新鲜中草药捣烂成泥涂敷，或以药末加水、米醋、白酒、米糊、鲜姜汁、葱汁、鸭蛋清等湿剂调和成糊状

敷贴。

小儿贴敷常见制剂主要包括以下六大类：

（一）散剂

散剂是敷贴中最基本的剂型。散剂是将中药碾成极细的粉末，根据辨证选药配方，药末可直接敷在穴位上或用水等溶剂调和成团贴敷，外用纱布、用胶布固定。散剂制法相对简便，中药可以对证加减，剂量可以随意变换，稳定性较高，储存方便，疗效迅速。

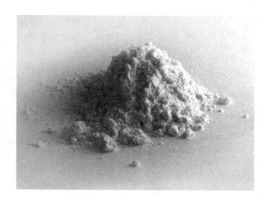

散剂

（二）糊剂

糊剂是指将散剂加入调和剂，如水、醋、酒、鲜姜汁、蜂蜜、蛋清、植物油、清凉油、药液等调成糊状敷涂于穴位上。外盖消毒纱布，用胶布固定。糊剂可使药物缓慢释放，延长药效，缓和药物的毒性。再者，调和剂本身也具有一定功效，可增强贴敷疗效。

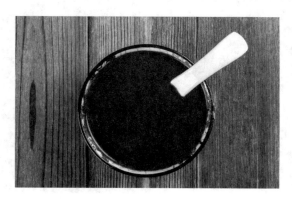

糊剂

（三）膏剂

膏剂有硬膏和软膏两种。硬膏是将中药放入植物油内浸泡1~2日后，加热油炸，过滤，再将药油加热煎熬至滴水成珠，加入羚粉或广丹收膏，摊贴于穴位上。硬膏易于保存且作用持久，用法简便。软膏是将中药粉碎为末过筛后，加入醋或酒，入锅加热，熬成膏状，用时摊贴于穴位上，定时换药。也可将适量药末加入葱汁、姜汁、蜜、凡士林等调成软膏，摊贴于穴位上。软膏的渗透性较强，药物起效更为迅速。

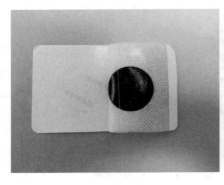

硬膏

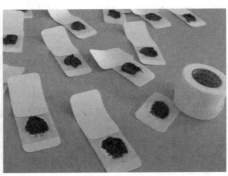

软膏

（四）丸剂

丸剂是将中药研成细末，以蜜、水或米糊、酒、醋等调和制成的球形固体剂型。丸者缓也，外敷穴位缓慢发生作用，药力持久，便于贮存使用。

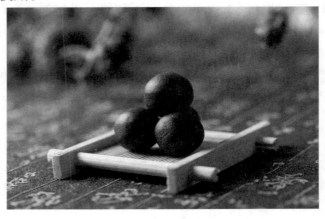

丸剂

（五）饼剂

饼剂是将药粉碎过筛后，加入适量的面粉拌糊，压成饼状，放笼上蒸 30 分钟，待稍凉后摊贴于穴位上。有些药物具有黏腻性，可直接捣融成饼，饼剂的大小、重量视疾病轻重和贴敷部位而定。

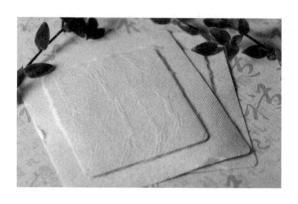

饼剂

（六）锭剂

锭剂是将敷贴药物粉碎过筛后，加适量水及面糊，制成锭剂，晾干，用时以水或醋磨糊，涂敷于穴位上，多用于慢性病，便于随时使用。

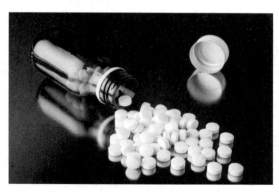

锭剂

三、小儿贴敷的作用机制

小儿贴敷疗法是以中医理论为指导，将中草药贴敷于皮肤、孔窍、腧穴及病变局部等部位，通过药物、经络及穴位的综合作用，实现预防和治疗疾病的一种中医外治疗法。贴敷疗法将药物贴敷于特定腧穴部位，刺激和作用于体表腧穴相应的皮部，通过经络的传导作用融经络、穴位、药物为一体，透皮吸收，令药效直达病位，从而达到以肤固表、以表托毒、以经通脏、以穴驱邪、扶正强身、调节脏腑气血阴阳之效。

四、小儿贴敷的适应证和禁忌证

贴敷疗法适用于儿科众多病症及小儿日常预防保健，常用于小儿呼吸系统、消化系统及泌尿系统疾病，如小儿感冒、咳嗽、鼻炎、扁桃体炎、支气管炎、哮喘、肺炎、反复呼吸道感染、发热、呕吐、厌食、积滞、泄泻、便秘、疳积、胃脘痛、腹痛、遗尿、汗证、口疮、鹅口疮、五迟五软、斜颈、抽动症等。

以下情况不宜进行贴敷治疗：

第一，颜面部慎用有刺激性的药物贴敷，防止刺激性的药物误入口、鼻、眼内；

第二，对敷料成分过敏者、严重皮肤过敏及过敏体质者、瘢痕体质者慎用；

第三，贴敷部位皮肤有创伤、感染、破溃者禁用。

第四，患有手足口病、水痘、猩红热、麻疹等传染性疾病者禁用。

五、小儿贴敷的注意事项

第一，贴敷前应先清洁皮肤，以防感染。

第二，刺激性强的药物贴敷时间不宜过长，贴敷期间关注有无不良反应。小儿皮肤娇嫩，贴敷时间不宜过长，具体时间视其年龄及耐受力而定。

第三，贴敷部位出现水疱或溃疡者，待皮肤愈后再进行治疗，小水疱一般不必特殊处理，让其自然吸收即可，若水疱较大应以消毒针具刺破，排尽疱内液体，涂以聚维酮碘消毒，防止感染。

第四，贴敷后若部分儿童可能出现温、热、痒、轻度刺痛等感觉，均属于药物吸收的正常反应；若皮肤出现剧烈疼痛、红肿等现象，应揭掉药贴，用清水擦拭，切忌搓、抓、挠以及使用洗浴、止痒用品进一步刺激皮肤。极少数过敏体质者出现全身性皮肤过敏症状，应及时至医院就诊。

第五，贴敷期间饮食宜清淡，不宜食用海鲜、牛羊肉及辛辣刺激、生冷食物等。

第六，建议贴敷时穿着透气性较好的宽松衣服，避免穿紧身的化纤衣物。

第七，贴敷后须避免受寒冷刺激，避免直接吹空调、风扇，6小时内避免洗澡，两天内应避免游泳。

第八，外敷药物须妥善保管，谨防儿童误食中毒。

 六、不同体质的小儿贴敷调护

（一）生机旺盛质

贴敷原则：固本培元，平衡阴阳。

敷贴穴位：神阙、气海、足三里、三阴交。

1. 神阙

【位置】位于腹中部，脐中央。

【操作】小儿取仰卧位，术者将五倍子、吴茱萸、苍术、丁香、胡椒按4∶3∶2∶1∶1比例混合均匀后研粉，用适量鲜姜汁调成稠膏状，搓成小丸，置于神阙穴上，盖以防敏医用敷料。

【时间】小儿2岁以下贴敷0.5~2小时，2岁以上贴敷2~4小时。

【功用】固本扶阳，燥湿健脾。

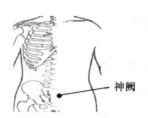
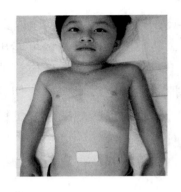

神阙

2. 气海

【位置】位于下腹部，前正中线上，脐下 1.5 寸，神阙穴与关元穴中间。

【操作】小儿取仰卧位，术者将五倍子、吴茱萸、苍术、丁香、胡椒按 4∶3∶2∶1∶1 比例混合均匀后研粉，用适量鲜姜汁调成稠膏状，搓成小丸，置于气海穴上，盖以防敏医用敷料。

【时间】小儿 2 岁以下贴敷 0.5~2 小时，2 岁以上贴敷 2~4 小时。

【功用】温阳益气，补肾健脾。

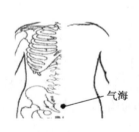
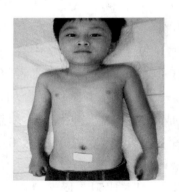

气海

3. 足三里

【位置】位于小腿前外侧，外膝眼下 3 寸，距胫骨前缘一横指，左右各一穴。

【操作】小儿取正坐位或仰卧位，屈膝成直角，术者将五倍子、吴茱萸、苍术、丁香、胡椒按 4：3：2：1：1 比例混合均匀后研粉，用适量鲜姜汁调成稠膏状，搓成小丸，置于足三里穴上，盖以防敏医用敷料。

【时间】小儿 2 岁以下贴敷 0.5～2 小时，2 岁以上贴敷 2～4 小时。

【功用】补中益气，保健强身。

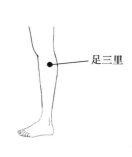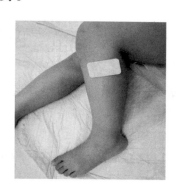

足三里

足三里

4. 三阴交

【位置】位于小腿内侧，足内踝尖上 3 寸，胫骨内侧缘后方，左右各一穴。

【操作】小儿取正坐位或仰卧位，屈膝成直角，术者将五倍子、吴茱萸、苍术、丁香、胡椒按 4：3：2：1：1 比例混合均匀后研粉，用适量鲜姜汁调成稠膏状，搓成小丸，置于三阴交穴上，盖以防敏医用敷料。

【时间】2 岁以下小儿贴敷 0.5～2 小时，2 岁以上小儿贴敷 2～4 小时。

【功用】行气活血，健脾益肾。

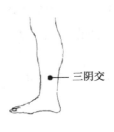

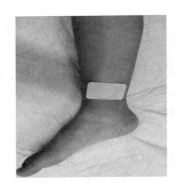

三阴交

（二）脾虚质

贴敷原则：健脾益气，培补后天。

敷贴穴位：脾腧、中脘、血海、足三里。

1. 脾腧

【位置】位于背部，第十一胸椎棘突下，旁开 1.5 寸，左右各一穴。

【操作】小儿取仰卧位或正坐位，术者将炙黄芪、炒白术、炒山药、木香、车前子各 10 克共研细末，用适量鸭蛋清调成糊状，做成蚕豆大小的药饼，置于脾腧上，盖以防敏医用敷料。

【时间】小儿 2 岁以下贴敷 0.5～2 小时，2 岁以上贴敷 2～4 小时。

【功用】健脾益气，升清利湿。

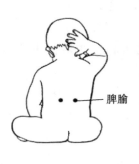

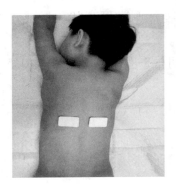

脾腧

2. 中脘

【位置】位于上腹部，前正中线上，脐上 4 寸，即胸骨柄和脐连线中点处。

【操作】小儿取仰卧位或正坐位，术者将炙黄芪、炒白术、炒山药、木香、车前子各 10 克共研细末，用适量鸭蛋清调成糊状，做成蚕豆大小的药饼，置于中脘穴上，盖以防敏医用敷料。

【时间】小儿 2 岁以下贴敷 0.5~2 小时，2 岁以上贴敷 2~4 小时。

【功用】健脾和胃，消食化积。

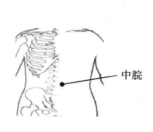
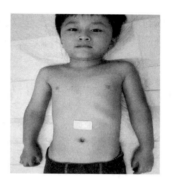

中脘

3. 血海

【位置】位于股前区股骨内上髁上缘，髌底内侧端上 2 寸，股内侧肌隆起处，左右各一穴。

【操作】小儿取仰卧位或正坐位，术者将炙黄芪、炒白术、炒山药、木香、车前子各 10 克共研细末，用适量鸭蛋清调成糊状，做成蚕豆大小的药饼，置于血海穴上，盖以防敏医用敷料。

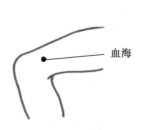
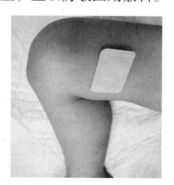

血海

【时间】小儿 2 岁以下贴敷 0.5~2 小时，2 岁以上贴敷 2~4 小时。

【功用】健脾养血，活血祛风。

4. 足三里

【位置】位于小腿前外侧，外膝眼下 3 寸，距胫骨前缘一横指，左右各一穴。

【操作】小儿取仰卧位或正坐位，术者将炙黄芪、炒白术、炒山药、木香、车前子各 10 克共研细末，用适量鸭蛋清调成糊状，做成蚕豆大小的药饼，置于足三里穴上，盖以防敏医用敷料。

【时间】小儿 2 岁以下贴敷 0.5~2 小时，2 岁以上贴敷 2~4 小时。

【功用】健脾益气，生发胃气。

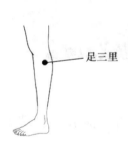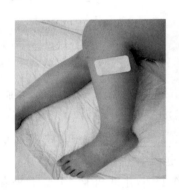

足三里

（三）积滞质

贴敷原则：健脾助运，消食化滞。

贴敷穴位：脾腧、胃腧、中脘、下脘。

1. 脾腧

【位置】位于背部，第十一胸椎棘突下，旁开 1.5 寸，左右各一穴。

【操作】小儿取俯卧位或正坐位，术者将焦神曲、炒麦芽、焦山楂、炒莱菔子、炒鸡内金、淀粉各 10 克共研细末，用适量开水调成糊状，做成蚕豆大小的药饼，置于脾腧上，盖以防敏医用敷料。

【时间】小儿 2 岁以下贴敷 0.5~2 小时，2 岁以上贴敷 2~4 小时。

【功用】健脾益气，和胃调中。

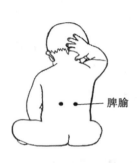

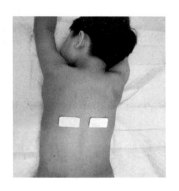

脾腧

2. 胃腧

【位置】位于背部，第十二胸椎棘突下，后正中线旁开 1.5 寸，左右各一穴。

【操作】小儿取俯卧位或正坐位，术者将焦神曲、炒麦芽、焦山楂、炒莱菔子、炒鸡内金、淀粉各 10 克共研细末，用适量开水调成糊状，做成蚕豆大小的药饼，置于胃腧上，盖以防敏医用敷料。

【时间】小儿 2 岁以下贴敷 0.5~2 小时，2 岁以上贴敷 2~4 小时。

【功用】健脾和胃，调中降逆。

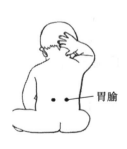

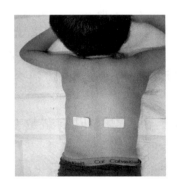

胃腧

3. 中脘

【位置】位于上腹部，前正中线上，脐上4寸，即胸骨柄和脐连线中点处。

【操作】小儿取俯卧位或正坐位，术者将焦神曲、炒麦芽、焦山楂、炒莱菔子、炒鸡内金、淀粉各10g共研细末，用适量开水调成糊状，做成蚕豆大小的药饼，置于中脘穴上，盖以防敏医用敷料。

【时间】小儿2岁以下贴敷0.5~2小时，2岁以上贴敷2~4小时。

【功用】健脾和胃，消食化滞。

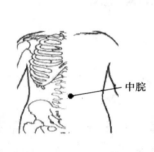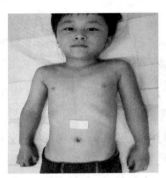

中脘

4. 下脘

【位置】位于上腹部，前正中线上，脐上2寸。

【操作】小儿取俯卧位或正坐位，术者将焦神曲、炒麦芽、焦山楂、炒莱菔子、炒鸡内金、淀粉各10g共研细末，用开水适量调成糊状，做成蚕豆大小的药饼，置于下脘穴上，盖以防敏医用敷料。

【时间】小儿2岁以下贴敷0.5~2小时，2岁以上贴敷2~4小时。

【功用】健脾助运，消积化滞。

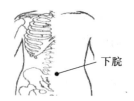

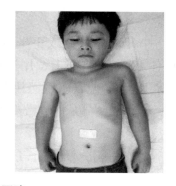

下脘

下脘

（四）热滞质

贴敷原则：滋阴养心，引火归元。

贴敷穴位：肺腧、心腧、膈腧、三阴交、涌泉。

1. 肺腧

【位置】位于背部，第三胸椎棘突下，后正中线旁开 1.5 寸，左右各一穴。

【操作】小儿取俯卧位或正坐位，术者将附子、吴茱萸、肉桂、丁香、淀粉各 10 克共研细末，用适量醋调成糊状，做成蚕豆大小的药饼，置于肺腧上，盖以防敏医用敷料。

【时间】小儿 2 岁以下贴敷 0.5~2 小时，2 岁以上贴敷 2~4 小时。

【功用】温经和血通脉。

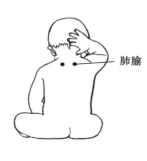

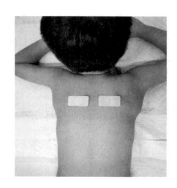

肺腧

肺腧

2. 心腧

【位置】位于背部，第五胸椎棘突下，后正中线旁开 1.5 寸，左右各一穴。

【操作】小儿取俯卧位或正坐位，术者将附子、吴茱萸、肉桂、丁香、淀粉各10克共研细末，用适量醋调成糊状，做成蚕豆大小的药饼，置于心腧上，盖以防敏医用敷料。

【时间】小儿2岁以下贴敷0.5~2小时，2岁以上贴敷2~4小时。

【功用】滋补心阴，活血行气。

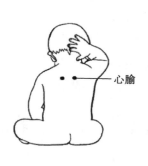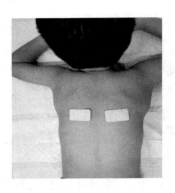

心腧

3. 膈腧

【位置】位于背部，第七胸椎棘突下，后正中线旁开1.5寸，左右各一穴。

【操作】小儿取俯卧位或正坐位，术者将附子、吴茱萸、肉桂、丁香、淀粉各10克共研细末，用适量醋调成糊状，做成蚕豆大小的药饼，置于膈腧上，盖以防敏医用敷料。

【时间】小儿2岁以下贴敷0.5~2小时，2岁以上贴敷2~4小时。

【功用】散热化血，活血通脉。

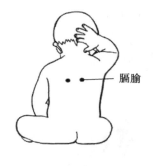 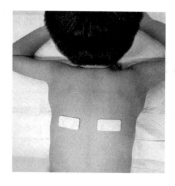

膈腧

4. 三阴交

【位置】位于小腿内侧，足内踝尖上 3 寸，胫骨内侧缘后方，左右各一穴。

【操作】小儿取仰卧位或正坐位，术者将附子、吴茱萸、肉桂、丁香、淀粉各 10 克共研细末，用适量醋调成糊状，做成蚕豆大小的药饼，置于三阴交穴上，盖以防敏医用敷料。

【时间】2 岁以下小儿贴敷 0.5~2 小时，2 岁以上小儿贴敷 2~4 小时。

【功用】滋阴潜阳，清热利湿。

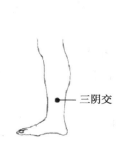 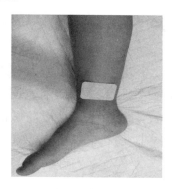

三阴交

5. 涌泉

【位置】位于足底，第二、三跖趾缝纹头端与足跟连线的前 1/3 与后 2/3 交点上，即卷足屈趾时，足前部凹陷处，左右各一穴。

【操作】小儿取仰卧位，术者将附子、吴茱萸、肉桂、丁香、淀粉各 10g 共研细末，用醋适量调成糊状，做成蚕豆大小的药饼，置于涌泉穴上，盖以防敏医用敷料。

【时间】小儿 2 岁以下贴敷 0.5～2 小时，2 岁以上贴敷 2～4 小时。

【功用】滋阴补肾，散热生气。

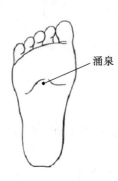
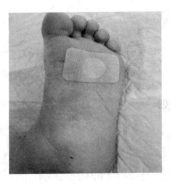

涌泉

（五）湿滞质

贴敷原则：健脾祛湿，升清降浊。

贴敷穴位：脾腧、下脘、丰隆、三阴交。

1. 脾腧

【位置】位于背部，第十一胸椎棘突下，旁开 1.5 寸，左右各一穴。

【操作】小儿取俯卧位或正坐位，术者将生天南星、五倍子、白附子、淀粉各 10g 共研细末，用适量米醋调成糊状，做成蚕豆大小的药饼，置于脾腧上，盖以防敏医用敷料。

【时间】小儿 2 岁以下贴敷 0.5～2 小时，2 岁以上贴敷 2～4 小时。

【功用】健脾益气，升清利湿。

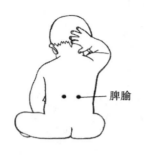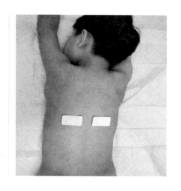

脾腧

脾腧

2. 下脘

【位置】位于上腹部，前正中线上，脐上 2 寸。

【操作】小儿取仰卧位或正坐位，术者将生天南星、五倍子、白附子、淀粉各 10g 共研细末，用适量米醋调成糊状，做成蚕豆大小的药饼，置于下脘穴上，盖以防敏医用敷料。

【时间】小儿 2 岁以下贴敷 0.5~2 小时，2 岁以上贴敷 2~4 小时。

【功用】温中健脾，散寒祛湿。

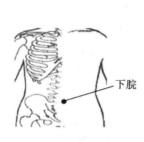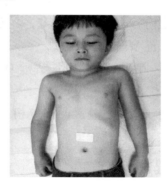

下脘

下脘

3. 丰隆

【位置】位于小腿外侧，外踝尖上 8 寸，距胫骨前缘二横指处，左右各一穴。

【操作】小儿取俯卧位或正坐位，术者将生天南星、五倍子、白附子、淀粉各 10g 共研细末，用适量米醋调成糊状，做成蚕豆大小的药饼，置于丰隆穴上，盖以防敏医用敷料。

【时间】小儿 2 岁以下贴敷 0.5~2 小时，2 岁以上贴敷 2~4 小时。

【功用】调和胃气，祛湿化痰。

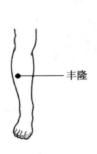

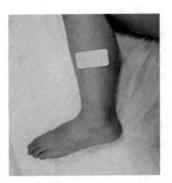

丰隆

4. 三阴交

【位置】位于小腿内侧，足内踝尖上 3 寸，胫骨内侧缘后方，左右各一穴。

【操作】小儿取俯卧位或正坐位，术者将生天南星、五倍子、白附子、淀粉各 10g 共研细末，用适量米醋调成糊状，做成蚕豆大小的药饼，置于三阴交穴上，盖以防敏医用敷料。

【时间】小儿 2 岁以下贴敷 0.5~2 小时，2 岁以上贴敷 2~4 小时。

【功用】健脾祛湿，调畅气机。

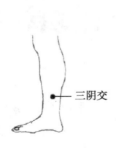

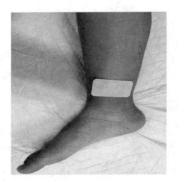

三阴交

（六）心火偏旺质

贴敷原则：清心泻火，宁心安神。

贴敷穴位：天容、膻中、外关、心腧、膈腧。

1. 天容

【位置】位于颈部外侧，下颌角的后方，胸锁乳突肌的前缘凹陷中，左右各一穴。

【操作】小儿取正坐位，术者将知母、川黄连、细辛、肉桂、冰片按5∶4∶3∶1∶1比例混合均匀后研粉，用适量米糊调成稠膏状，搓成小丸，置于天容穴上，盖以防敏医用敷料。

【时间】小儿2岁以下贴敷0.5~2小时，2岁以上贴敷2~4小时。

【功用】聪耳利咽，清热降逆。

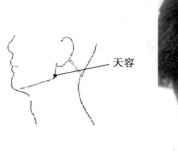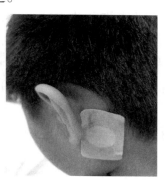

天容

2. 膻中

【位置】位于前正中线，平第四肋间，两乳头连线的中点。

【操作】小儿取仰卧位或正坐位，术者将知母、川黄连、细辛、肉桂、冰片按5∶4∶3∶1∶1比例混合均匀后研粉，用适量米糊调成稠膏状，搓成小丸，置于膻中穴上，盖以防敏医用敷料。

【时间】小儿2岁以下贴敷0.5~2小时，2岁以上贴敷2~4小时。

【功用】清热除烦，宽胸理气。

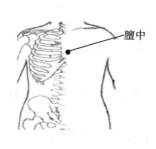
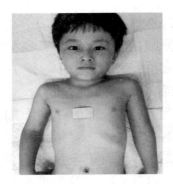

膻中

3. 外关

【位置】位于前臂背侧，腕背侧远端横纹上 2 寸，尺骨与桡骨间隙中点，左右各一穴。

【操作】小儿取正坐位或仰卧位，俯掌，术者将知母、川黄连、细辛、肉桂、冰片按 5：4：3：1：1 比例混合均匀后研粉，用适量米糊调成稠膏状，搓成小丸，置于外关穴上，盖以防敏医用敷料。

【时间】小儿 2 岁以下贴敷 0.5~2 小时，2 岁以上贴敷 2~4 小时。

【功用】疏散风热，清热解毒。

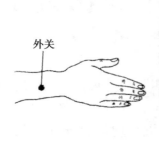
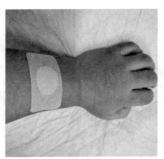

外关

4. 心腧

【位置】位于背部，第五胸椎棘突下，后正中线旁开 1.5 寸，左右各一穴。

【操作】小儿取俯卧位或正坐位，术者将知母、川黄连、细辛、肉桂、冰片按5∶4∶3∶1∶1比例混合均匀后研粉，用适量米糊调成稠膏状，搓成小丸，置于心腧上，盖以防敏医用敷料。

【时间】小儿2岁以下贴敷0.5~2小时，2岁以上贴敷2~4小时。

【功用】清热宁心，活血行气。

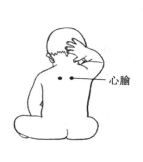
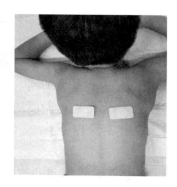

心腧

5. 膈腧

【位置】位于背部，第七胸椎棘突下，后正中线旁开1.5寸，左右各一穴。

【操作】小儿取俯卧位或正坐位，术者将知母、川黄连、细辛、肉桂、冰片按5∶4∶3∶1∶1比例混合均匀后研粉，用米糊适量调成稠膏状，搓成小丸，置于膈腧上，盖以防敏医用敷料。

【时间】小儿2岁以下贴敷0.5~2小时，2岁以上贴敷2~4小时。

【功用】清热化瘀，宁心安神。

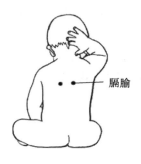
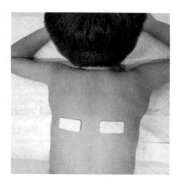

膈腧

（七）异禀质

贴敷原则：平衡阴阳，调和气血。

贴敷穴位：大椎、肺腧、膏肓、足三里、三阴交。

1. 大椎

【位置】位于后正中线上，第七颈椎棘突下凹陷处，即颈后隆起最高处下凹陷处。

【操作】小儿取正坐位，俯头屈颈，术者将附子、吴茱萸、肉桂、丁香、淀粉各 10g 共研细末，用醋适量调成糊状，做成蚕豆大小的药饼，置于大椎穴上，盖以防敏医用敷料。

【时间】小儿 2 岁以下贴敷 0.5 ~ 2 小时，2 岁以上贴敷 2 ~ 4 小时。

【功用】平衡阴阳，疏通经络。

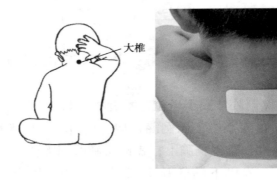

大椎

2. 肺腧

【位置】位于背部，第三胸椎棘突下，后正中线旁开 1.5 寸，左右各一穴。

【操作】小儿取俯卧位或正坐位，术者将附子、吴茱萸、肉桂、丁香、淀粉各 10 克共研细末，用适量醋调成糊状，做成蚕豆大小的药饼，置于肺腧上，盖以防敏医用敷料。

【时间】小儿 2 岁以下贴敷 0.5 ~ 2 小时，2 岁以上贴敷 2 ~ 4 小时。

【功用】祛风散寒，调补肺气。

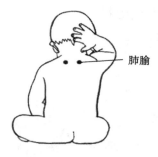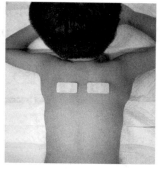

肺腧

肺腧

3. 膏肓

【位置】位于背部肩胛骨内侧，第四胸椎棘突下，后正中线旁开 3 寸，左右各一穴。

【操作】小儿取俯卧位或正坐位，术者将附子、吴茱萸、肉桂、丁香、淀粉各 10 克共研细末，用适量醋调成糊状，做成蚕豆大小的药饼，置于膏肓穴上，盖以防敏医用敷料。

【时间】小儿 2 岁以下贴敷 0.5~2 小时，2 岁以上贴敷 2~4 小时。

【功用】补火祛寒，温经通络。

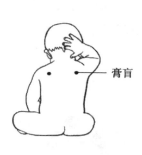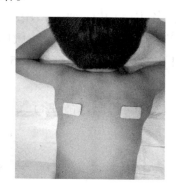

膏肓

膏肓

4. 足三里

【位置】位于小腿前外侧，外膝眼下 3 寸，距胫骨前缘一横指，左右各一穴。

【操作】小儿取仰卧位或正坐位，术者将附子、吴茱萸、肉桂、丁香、淀粉各 10 克共研细末，用适量醋调成糊状，做成蚕豆大小的药饼，置于足三里穴上，盖以防敏医用敷料。

【时间】小儿 2 岁以下贴敷 0.5～2 小时，2 岁以上贴敷 2～4 小时。

【功用】补中益气，培补后天。

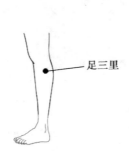
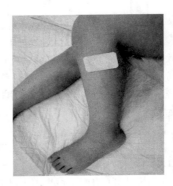

足三里

5. 三阴交

【位置】位于小腿内侧，足内踝尖上 3 寸，胫骨内侧缘后方，左右各一穴。

【操作】小儿取仰卧位或正坐位，术者将附子、吴茱萸、肉桂、丁香、淀粉各 10 克共研细末，用适量醋调成糊状，做成蚕豆大小的药饼，置于三阴交穴上，盖以防敏医用敷料。

【时间】2 岁以下小儿贴敷 0.5～2 小时，2 岁以上小儿贴敷 2～4 小时。

【功用】健脾养血，活血行气。

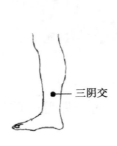
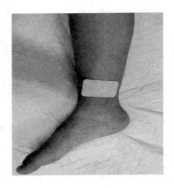

三阴交

六、天灸贴敷疗法调护小儿体质

依据"天人合一""因时制宜""子午流注，适时开穴"的中医理论，在夏季"三伏天"和冬季"三九天"的特殊之时进行的贴敷疗法，被称为"三伏贴""三九贴"。将药物贴敷在特定穴位上，其有效成分，经穴位渗透机体，通过经络刺激全身，调整脏腑阴阳平衡，调节小儿偏颇体质，使其逐渐趋向于生机旺盛质，达到预防疾病发生的目的。

"三伏贴""三九贴"同属于古时的"天灸"治疗。"天灸"一词始见于南北朝宗懔的《荆楚岁时记》："八月十四日，民并以朱墨点小儿头额，名为'天灸'，以压疾。"即八月十四，民间有用露水调和朱砂，点于小儿额头，来防治疾病的习俗。东汉《风俗通义》一书中亦记载道："八月一日是六神日，以露水调朱砂蘸小指，宜点灸去百病。"清代张璐用药物贴敷相应的穴位，在夏季治疗"冷哮"，正式将"冬病夏治"理论引入天灸治疗，成为"三伏贴"的鼻祖。贴敷的药物及剂量、贴敷的方法及适应证均在《张氏医通》中有详细的记载："冷哮灸肺俞（腧）、膏肓、天突，有应有不应。夏月三伏中，用白芥子涂法，往往获效，方用白芥子净末一两、延胡索一两、甘遂、细辛各半两，共为细末，入麝香半钱，杵匀，姜汁调涂肺俞（腧）、膏肓、百劳等穴，涂后督疼痛，切勿便去，候三炷香足，方可去之。十日后涂一次，如此三次，病根去矣。"现今，临床常用的天灸敷贴就是在张氏应用基础上化裁加减而成的，根据疾病的发病原因，经过长期的临床实践，发展成当今的"三伏贴""三九贴"治疗。全方以白芥子、延胡索为君，白芥子归肺、胃经，具有温肺化痰、利气散结、通络止痛的功效；延胡索归心、肝、脾经，具有活血祛瘀、行气止痛的功效；细辛为臣，归肺、肾、心经，具有祛风散寒、通窍止痛、温肺化饮的功效；佐以甘遂，归肺、肾、大肠经，具有泻水逐饮、消肿散结的功效，同时防辛温太过，助行气散结；麝香、生姜为使，麝香归心、脾经，具有开窍醒神、活血通经、消肿止痛的功效，生姜归肺、脾、胃经，具有解表散寒、温中止呕、温肺止咳的功效，两药引药至病所。纵览全方，无一味大补脏腑阳气的药，甘遂苦寒，却能消除体内蓄积的水湿，其余药性辛温，助阳、通经，故天灸疗法常用于治疗虚寒性疾病，适用于肺脾肾疾病，如反复呼吸道感染、咳嗽、哮喘、支气管炎、支气管肺炎、过敏性鼻炎、鼻窦炎、慢性咽喉炎、消化不良、便秘、厌食、遗尿、生长发育迟缓、关节疼痛等病症。

"天人合一，天人相应"，三伏天是一年中最为炎热、阳气最为强盛的时段，"天阳"最强之时是引阳补虚、消阴散霾的最好时机。一年之中日照最长的是夏至，但一年中最热的时间却是从夏至后第3个庚日起，古人用天干地支纪时纪年，每隔10天就出现一个庚日。"庚者，金也"，庚日的五行属性是金，与五脏中的肺相呼应。夏至后虽然日照时间逐渐缩短，但阳气仍不断积蓄，至夏至后第3个庚日，阳气积聚达到了顶峰，并维持一段时间，即三伏天。此时，机体阳气最为旺盛，气血趋于体表，皮肤松弛，毛孔开张，有利于药物的渗透，有助于邪气的外驱，借此时机通过特定的部位、途径，配合特定的药物，把强大的"天阳"引入体内，消除体内虚寒、阴霾之邪，使身体阴阳达到平衡，即"益火之源，以消荫翳"。

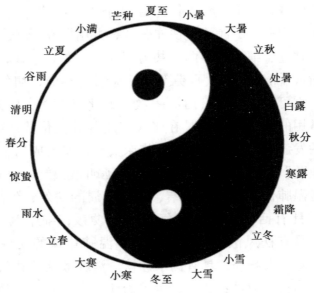

二十四节气与阴阳关系示意图

三九贴自冬至日起，为一阳生之时，又称"一阳来复"，是自然界和人体的阳气初动之时，此时贴药亦有激发阳气和承上启下之作用，"格阴护阳"，格拒严寒，保护体内阴盛阳生的一丝真阳，促其升腾，渐发星火燎原之势。人类为自然界的一部分，生于自然，融于自然，只有应四季而变化，与天地阴阳互补，方能生生不息。

本 节 结 语

　　中药贴敷是指将膏药或用各种液体调和药末而成的糊状制剂，贴敷于一定的穴位或患部，通过药物、腧穴及经络的作用，达到治疗目的的一种中医外治疗法。该法虽属中医外治之法，但又有别于外科直接疗法，既可统治外证，也可内病外治。随着内服药物疗法毒副反应和耐药性的增加，中药穴位贴敷疗法日显其优势，但也不是包治百病的万能之法，不仅需要辨识阴阳寒热虚实，也有其局限性，有个体的差异性。有效的药物、正确的穴位选择、适宜的时机对结果均有影响，盲目的推崇和批判都不值得提倡。

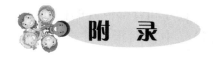

附 录

小儿取穴定位方法

小儿取穴定位方法，一般可分为体表标志法、同身寸取穴法、骨度分寸法及简便取穴法。针对小儿取穴，临床应用中常以骨度分寸结合同身寸取穴法，本书中以同身寸取穴法及体表标志法，视具体情况适当选择。

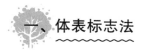

一、体表标志法

体表标志法，是指以体表某些标志，如小儿的五官、毛发，指甲，乳头，肚脐或关节，肌肉等活动时产生的孔隙，凹陷等用来做作为依据，去寻找所要取的穴位，分为固定标志法与活动标志法。固定标志法，即以人体表面固定不移，又有明显特征的部位作为取穴标志的方法，例如：关元穴、气海穴是以肚脐为标志；长强以尾骨为标志来测量；印堂，即两眉之间；膻中，即两乳头水平连线中点。活动标志法，是根据人体进行某些局部活动后出现的隆起、凹陷、孔隙、皱纹等作为取穴标志，如定位曲池穴时候需要弯曲手臂。

二、同身寸取穴法

同身寸取穴法出自《千金要方》，是以小儿的手指为标准，测量其身上的穴位，有以下 5 种同身寸取穴法，最常见的是拇指同身寸、中指同身寸和四指同身寸。

拇指同身寸：小儿的拇指指关节的宽度作为 1 寸，主要适用于四肢部的直寸取穴。

中指同身寸：小儿的中指中节屈曲时，手指内侧两端横纹头之间的距离看作 1 寸，可用于四肢部取穴的直寸和背部取穴的横寸。

两指同身寸：将小儿的示指（食指）、中指两指头并拢，以指中（第二节）横纹处为准，为 1. 5 寸。

三指同身寸：将小儿的示指、中指、环指（无名指）三指头并拢，横量为 2 寸。

四指同身寸：又称"一夫法"，将小儿示指、中指、环指和小指者四指并拢，以环指中节（第二节）横纹处为准，四指横量作为 3 寸。

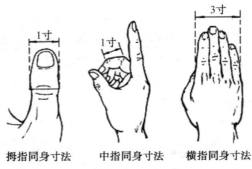

拇指同身寸法　　　中指同身寸法　　　横指同身寸法

常见同身寸取穴法

三、简便取穴法

简便取穴法是一种简单易行的取穴方法，是依旧人体某局部活动出现的隆起，凹陷，孔隙，皱纹等作为取穴标志的方法。如合谷，以一手的拇指指骨关节横纹，放在另一手拇、食指之间的指蹼缘上，拇指尖下是穴。

四、骨度分寸取穴法

古称"骨度法"，即以骨节为主要标志测量周身各部的大小，通俗来说，是以小儿身体两点间的距离为若干寸的取穴方法。如前发际与后发际之间为 12 寸，脐的中心与取骨联合上缘为 5 寸，两乳头连结为 8 寸等。

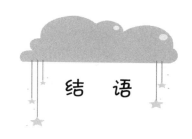

结　语

　　儿童处于生长发育阶段，可塑性较强，生理和病理特点决定了其体质类型与成人有显著的差异。小儿体质学研究历经了漫长的探索历程，凝聚了从古至今前辈们的思想精华。小儿的体质类型学说可以说是百家争鸣、百花齐放，但儿童的生理特性理论是一成不变的，养护原则及辨证体系是成熟完善、不容置疑的。每一种体质都不是绝对不变的，都有其可变性和相对性，有几种体质并存，或以一种体质为主，多种体质特征并存的情况，并且，不同的体质可以相互转化。体质是可调节的，偏颇体质通过调养护理可逐渐趋于正常体质。然而，在体质调理过程中，无论采用何种方法进行调理，都应当注意"谨察阴阳所在而调之，以平为期"，唯恐矫枉过正，导致形成新的偏颇体质。

　　本书在前人的基础上，对儿童常见的证型和养护方式进行了整理、归纳，便于应用。在体质理论发展的新历史阶段，继往开来，对于预防疾病、提升人口健康水平和身体素质具有一定的意义。

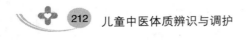

参考文献

中文专著

［1］希波克拉底. 希波克拉底文集［M］. 赵洪钧，译. 北京：中国中医药出版社，2007.

［2］庞丽娟，李辉. 婴儿心理学［M］. 杭州：浙江教育出版社，1993.

［3］艾克森. 心理学：一条整合的途径（上）［M］. 闫巩固，译. 上海：华东师范大学出版社，2000.

［4］卢乐山，林崇德，王德胜. 中国学前教育百科全书：心理发展卷［M］. 沈阳：沈阳出版社，1995.

［5］斯特里劳. 气质心理学［M］. 阎军，译. 沈阳：辽宁人民出版社，1987.

［6］黄煌. 中医十大类方［M］. 南京：江苏科学技术出版社，2010.

［7］曹洪欣. 中医基础理论［M］. 北京：中国中医药出版社，2011.

［8］王燕昌. 王氏医存［M］. 南京：江苏科学技术出版社，1988.

［9］许华. 药膳食疗育儿壮［M］. 北京：中国中医药出版社，2017.

［10］王琦，靳琦. 亚健康中医体质辨识与调理［M］. 北京：中国中医药出版社，2012.

［11］王雪峰. 推拿保健护儿郎［M］. 北京：中国中医药出版社，2017.

［12］王力宁，王雪峰. 家庭外治助儿康 ［M］. 北京：中国中医药出版社，2017.

［13］王华，杜元灏. 针灸学 ［M］. 3 版. 北京：中国中医药出版社，2012.

［14］李志刚，李志刚教授之拔罐养生全程指导 ［M］. 北京：中国轻工业出版社，2014.

［15］周德生，何清湖.《五十二病方》释义 ［M］. 太原：山西科学技术出版社，2012.

［16］李志刚. 小儿健康按摩艾灸刮痧疗法 179 种 ［M］. 武汉：湖北科学技术出版社，2014.

中文期刊

［1］谭言. 浅谈中西方哲学思维传统之差异 ［J］. 青春岁月，2013（23）：424.

［2］李新旺. 浅谈激素对心理活动的影响 ［J］. 心理学探新，1987（2）：74-78.

［3］杨莹，刘文. 斯特里劳的气质调节理论（RTT）述评 ［J］. 心理研究，2008，1（6）：8-13.

［4］孙艳. 论基因与体质的相关性 ［J］. 长春中医药大学学报，2009（1）：7-8.

［5］周晓莉，魏玮. 从《黄帝内经》体质医学思想谈体质对疾病的影响 ［J］. 中华中医药杂志，2010（4）：607-609.

［6］刁利红. 试析《金匮要略》中的体质分类 ［J］. 湖北中医杂志，1996（1）：30-31.

［7］王琦. 9 种基本中医体质类型的分类及其诊断表述依据 ［J］. 北京中医药大学学报，2005，（4）：1-8.

［8］李杰，吴承玉. 中医体质学发展源流探析 ［J］. 青海医学院学报（4）：285-288.

［9］王琦，骆庆峰. 过敏体质的概念、形成与调控原理 ［J］. 北京中医药大学学报，2004，27（2）：6-8.

［10］熊玲. 历代学术流派蕴涵体质学思绪评析 ［J］. 中华中医

药学刊，2007，25（7）：1435-1436

[11] 黄晓利. 中医学对小儿体质的研究初探［J］. 中医儿科杂志，2013，9（1）：6-8.

[12] 陈禧."纯阳"之体及其儿科临床意义［J］. 中医儿科杂志，2010，6（2）：1-2.

[13] 叶琳琳，周逸敏，鲁玉辉. 叶天士对《黄帝内经》体质理论的继承和发展［J］. 中国中医基础医学杂志，2019，25（11）：1499-1501.

[14] 黄煌. 叶天士体质辨证探讨［J］. 江苏中医杂志，1980（3）.

[15] 宋咏梅，宋昌红.《医门棒喝》体质学说探微［J］. 山东中医学院学报，1996，20（2）：130-131.

[16] 安效先. 试论小儿为少阳之体［J］. 中国医药学报，1986（3）.

[17] 王琦. 中医体质三论［J］. 北京中医药大学学报，2008（10）：7-9.

[18] 王琦，王前奔. 中医体质学说［J］. 科技导报，1994，12（5）：38-39.

[19] 赵余珠，周语平. 叶天士医学著作中的体质辨证思想浅析［J］. 中国现代药物应用，2014（15）：235-237.

[20] 吴山永，黄煌. 浅析黄煌体质学理论构建思想［J］. 上海中医药杂志，2019，53（2）：43-45.

[21] 中华中医药学会. 中医体质分类与判定［J］. 中华养生保健，2009（9）：38-39.

[22] 丁宇炜. 中医体质学研究进展［J］. 云南中医中药杂志，2010（2）：75-79.

[23] 皇甫燕. 小儿体质初探：732 例调查小结［J］. 浙江中医杂志，1986，21（8）：379.

[24] 朱永芳. 略论小儿体质学说及其临床意义［J］. 中医杂志，1991（11）：10-11.

[25] 王明明. 初生儿体质类型探析：附 120 例正常初生儿调查

分析［J］. 辽宁中医杂志, 1995,（7）：293-294.

［26］苏树蓉, 钟柏松. 1061 例小儿体质调查及体质分型的研究［J］. 中医杂志, 1996, 37（10）：613-616.

［27］李燕. 225 例夏季出生足月健康新生儿体质分型观察［J］. 湖南中医学院学报, 1996, 16（1）：20-22.

［28］陈立翠. 试论小儿体质与饮食调养［J］. 四川中医, 1998（7）：9-10.

［29］温振英, 郑军. 小儿体质类型与辨证论治［J］. 中医杂志, 1998（6）：362-363.

［30］郑军, 温振英, 樊惠兰. 健康儿童中医体质类型调查研究初探［J］. 中国医药学报, 2000（2）：41-42.

［31］张吉仲, 郭瑜. 小儿体质形成及分型之我见［J］. 广西中医药, 2002, 25（6）：35-36.

［32］高树彬. 小儿体质调理初探［J］. 福建中医学院学报, 2003（2）：40-41.

［33］殷瑛, 王晓鸣. 浅议辨体养子：具有中医特色的儿童保健系统管理［J］. 中医药学报, 2008（2）：36-38.

［34］潘佩光, 徐俐平, 周俊亮, 等. 0~6 岁儿童常见中医体质辨识［J］. 新中医, 2010, 42（7）：52-54.

［35］黄航宇. 试论中医小儿体质学说［J］. 陕西中医, 2010（9）：1191-1193.

［36］孙辉, 谢蕊. 小儿体质中医分型及运动调节探讨［J］. 实用中医药杂志, 2011, 27（5）：358-358.

［37］林湘屏. 小儿体质分类及分类标准初探［J］. 中医儿科杂志, 2013, 9（2）：17-19.

［38］马书鸽, 陈凤媚, 邓雪梅, 等. 1000 例广州地区儿童中医体质调查研究［J］. 南京中医药大学学报, 2015, 31（1）：87-89.

［39］林丽丽, 陈佳斌, 汪受传. 小儿个体化体质分型探讨［J］. 南京中医药大学学报, 2016, 32（6）：509-512.

［40］王亚君, 邵海珍, 郑风姣, 等. 中医小儿体质分类与判定探讨［J］. 中医研究, 2017, 30（6）：10-12.

［41］魏毅. 浅析小儿体质分类［J］. 亚太传统医药，2015，11（16）：60-62.

［42］徐荣谦，曹淼，程宁. 人体体态与儿童体质［J］. 中医儿科杂志，2017（1）：27-29.

［43］张吉仲，苏树蓉. 小儿体质特点的形成及护养浅论［J］. 辽宁中医杂志，2002（4）：200-201.

［44］孙理军. 情志致病的藏象学基础及其与免疫的相关性［J］. 中国中医基础医学杂志，2001（10）：21-23.

［45］戴翥. 小儿体质形成因素及小儿养护特点探讨［J］. 云南中医学院学报，2002，25（2）：30-33.

［46］朱锦善. 小儿体质临床类型及其临床意义［J］. 新中医杂志，1989，（5）：6.

［47］阿拉木斯，李爽，郭观池. 论中医小儿体质理论与儿童体育保健［J］. 保健医学研究与实践，2008（1）：55-57.

［48］张宝华. 儿童体育运动的评估方法（下）［J］. 中国体育教练员，2002（2）：43-46.

［49］丁萌. 体育运动对体质调整作用的中医学探讨［J］. 体育科学，2008，28（11）：82-86.

［50］李俊杰. 传统保健体育的医疗作用［J］. 天津中医药大学学报，2001，20（3）：41-42.

［51］吕选民. 第二讲推拿疗法简介：起源和发展（二）［J］. 中国乡村医药，2015，22（15）：32-33.

［52］赵媛媛. 小儿推拿治未病［J］. 健康博览，2014（2）：35-36.

［53］杨金生，王莹莹，赵美丽，等. "痧"的基本概念与刮痧的历史沿革［J］. 中国中医基础医学杂志，2007（2）：104-106.

［54］胡波，谷世喆，秦丽娜，等. 砭石与刮痧［J］. 中国针灸，2007（A1）：95-96.

［55］陈春艳，葛林宝，徐鸣曙. 痧症与刮痧源流考［J］. 中医外治杂志，2014，23（5）：9-10.

［56］李琳. 试述痧症及刮痧疗法源流［J］. 湖北中医杂志，

1995（1）：30-31.

［57］胡志俊，唐占英，杨强玲. 刮痧疗法的临床应用［J］. 辽宁中医药大学学报，2013，15（8）：26-28.

外文专著

［1］STRELAU. Temperament as a regulator of behavior：After fifty years of research［M］. New York：Elliot Werner Publications，2008.

［2］CHEN X，SCHMIDT L A. Temperament and personality［M］//RICHARD M. Handbook of child psychology and developmental science，Volume 3，Socioemotional processes. 7th ed. New York：John Wiley & Sons，Inc. 2015.

［3］BUSS A H，PLOMIN R. Temperament：Early developing personalitytraits［M］. Hillsdale：Erlbaum. 1984.